Dr. Christoph Pies · Check-up Mann

Dr. Christoph Pies

CHECK-UP MANN

Das Praxis-Handbuch zur Männergesundheit

herbig

Die Ratschläge in diesem Buch sind vom Autor und vom Verlag sorgfältig geprüft, dennoch kann keine Garantie übernommen werden. Jegliche Haftung des Autors bzw. des Verlags und seiner Beauftragten für Gesundheitsschäden sowie Personen-, Sach- und Vermögensschäden ist ausgeschlossen.
Für die Angaben zu den aufgeführten Fragebögen sind die jeweiligen Rechteinhaber verantwortlich. Weder seitens des Autors noch seitens des Verlags kann hierfür eine Gewähr übernommen werden. Die im Buch abgedruckten Fragebögen und Selbsttests ersetzen keinen Arztbesuch. Alle Lesenden sollten in jedem Fall ihre Therapeuten um Rat fragen, verordnete Medikamente nicht eigenmächtig absetzen und die Ergebnisse der hier in den Fragebögen aufgeführten Selbsttests mit Hinblick auf ihren speziellen Bedarfsfall von den betreuenden Therapeuten prüfen lassen.

FSC www.fsc.org MIX Papier aus verantwortungsvollen Quellen FSC® C014889

Umschlaggestaltung: STUDIO LZ, Stuttgart
Umschlagmotive und Buchillustrationen: Shutterstock, mit Ausnahme von »Die Zündanlage« und »Belüftung« (Adaption Dietmar Schmitz)
Lektorat: Christine Gerstacker, München
Satz: VerlagsService Dietmar Schmitz GmbH, Heimstetten
Druck und Binden: Pustet, Regensburg
Printed in Germany
ISBN 978-3-96859-010-3

www.kosmos.de/herbig
www.kosmos.de/herbig/maennercheck-extras
maennercheck@doc-pies.de (bitte beachten Sie die Hinweise zum Datenschutz: https://www.doc-pies.de/ds-maennercheck)

»Mit den Menschen ist es wie mit den Autos –
Laster sind schwer zu bremsen.«

Heinz Erhardt

INHALT

PROLOG

Des Mannes bestes Stück steht ...

Nein, nein – ganz falsch gedacht. Es steht natürlich in der Garage. Niemand weiß das besser als wir Männer. Es ist ein Ritual: Startknopf drücken oder Zündschlüssel drehen, Instrumente checken, spüren, wie das animalische Vibrato des Triebwerkes dich übermannt. Und wenn du dann deinen besten Freund zum Leben erweckt hast und losfährst, spürst du, wie du schon hinter der nächsten Ecke eins mit deiner Maschine sein wirst. Von Minute zu Minute kommt ihr mehr in Fahrt. Und ganz gleich, was für ein Auto es ist: Du bist jetzt das Auto! Das Auto bist du!

Vergessen sind die Enge der Reihenhausgarage, der Vorstadtcarport aus dem Bauhaus-Katalog, die dunkle Tiefgarage in der City. Alles ist weit. Alles ist hell. Alles ist möglich. On the road again! Und egal, wie lange du noch fährst, du bist schon längst bei dir angekommen. Du selbst bist die Maschine. Es lebe dein Auto! Herz, Hirn, Blut, Muskeln, Sinne, Schönheit, Potenz und noch viel mehr. Dein Wagen hat alles. Alles, was du auch hast. Und während du den Verkehr an dir vorbeiziehen lässt und alles hinter dir ganz klein wird, fallen dir so ungefähr die Worte Kafkas wieder ein: »Als Gregor Samsa eines Morgens aus unruhigen Träumen erwachte, fand er sich in seinem Bett zu einem ungeheueren Käfer verwandelt.« Ein Käfer? Ha! Dass ich nicht lache. Du hast dich zu einem Mustang verwandelt. Zu einem Jaguar. Zu einem Achtzylinder. Zu einer Mann-Maschine ...

Bitte einsteigen!

Männer sagen gerne Pumpe, wenn sie ihr Herz meinen. Sie sprechen von der großen Inspektion, wenn sie die Vorsorge meinen. Und wenn sie mal zur Computertomografie in die Röhre müssen, sagen sie: »Schatz, ich lass mich heute tieferlegen.« Es scheint fast so, als litten wir Männer unter einer Art Auto-Immunkrankheit, die es uns unmöglich macht, die Dinge – sprich Organe – beim Namen zu nennen. Eine Autoimmunkrankheit im pathologischen Sinne ist eigentlich eine Abwehrreaktion des Körpers. In diesem Fall – um beim Auto zu bleiben – handelt es sich wohl aber eher um eine Ablenkung, die mit etwas ganz anderem zu tun hat: Nicht mit einer Abwehr, sondern einer Hinwendung; mit der Tatsache nämlich, dass der Mann sich gerne vollkommen mit seinem Auto identifiziert.

Aus medizinischer Sicht ist das unbedenklich. Im Gegenteil erleichtert es uns Medizinern sogar, uns dem männlichen Patienten gegenüber verständlich zu machen. Der Mann wiederum versteht seinen Arzt, weil dieser ihn als Mann anspricht, der sich wiederum als Auto versteht. So funktioniert moderne ärztliche Kommunikation. Wenn der Mann »Auto« hört, ist er ganz Mann. Mich hat das auf die Idee zum vorliegenden Buch gebracht. Es ist ein Männerbuch. Geschrieben von einem Mann für Männer. Frauen sind natürlich eingeladen, auf dem Beifahrersitz Platz zu nehmen. Es kann ja nie schaden, wenn *SIE* noch besser über den Mann am Steuer Bescheid weiß.

Doch zum Buch selbst: Bevor ich mich ans Schreiben machte, habe ich mich gefragt, was ich tun kann, damit Männer ihren Körper besser kennen- und verstehen lernen. Mir wurde klar, dass ich umschalten, einen Gang hochschalten musste. Ich musste anfangen, in Bauteilen statt in Organen und Körperfunktionen zu denken. Ich begann damit, Männergesundheitsthemen in die Autosprache zu übertragen. Meine

These: Der Mann versteht sich als Maschine. Oder noch besser gesagt: Er versteht sich nur selbst, wenn man ihn als Maschine erklärt. Der hier angestrebte Vergleich Mann/Auto zur Erklärung biologischer Abläufe oder organischer Aufbauten folgt dabei einer klaren Logik, weil einfach für uns Männer einfach einfacher ist. So bezeichne ich Organe generell als Baugruppen. Eine Baugruppe wiederum ist in viele Bauteile niederer Ordnung zerlegbar. So weit wollen wir es in diesem Handbuch aber nicht treiben. Zerlegen wollen wir den Mann nur im bildlichen Sinne. Auch ist der Mann sicher kein System niederer Ordnung. Im Gegenteil, er verkörpert Potenz, Kraft und Willen (PKW). Er ist die Krone der Schöpfung. Die Oberklasse quasi.

Bewegen wir uns also nun mit Haut und Haaren, sprich mit Blech und Serienausstattung, in dieser automobilen Begriffswelt. Dabei werden wir einen Blick auf den gesamten Wagen wagen, sprechen über Verkehr (Sex) und Stau (Durchblutungsstörungen), über Werkstattbesuche (Arzttermine), Schmierstoffe (Hormone) und Kraftstoffe (Ernährung), Abgase (Verdauung) und Umdrehungszahlen (Stress), über das Fahrgestell (Bewegungsapparat) und andere Baugruppen (Organe) und immer auch über deren Fehlfunktionen (Krankheiten) wie beispielsweise Korrosion (Krebs). Letztlich reden wir auch über Standzeiten (Bewegungsmangel) bis hin zu dem Zeitpunkt, da der Mann aus dem Verkehr gezogen wird: die Stilllegung und Verschrottung (Lebensende). Nein, wir werden nichts auslassen, was dazu einlädt, auf das automobile Vokabular zurückzugreifen.

Was können Sie konkret in diesem Handbuch erwarten? Genaue manngerechte Informationen und Erklärungen. Und eine ordentliche Portion Unterhaltung. Dieses Handbuch müsste richtigerweise Körperbuch heißen, denn es geht darin – Sie ahnen es – um weit mehr als um die männliche Hand. Es geht um den gesamten männlichen Körper. Speziell um den männlichen Körper in den kritischen, also den mittleren Jahren zwischen 40 und 60 (Modelljahre ca. 1959 bis 1979). Bei den Funktionsstörungen konzentrieren wir uns auf besonders typische Männerprobleme, mit denen Mann in dieser Lebensspanne häufig zu kämpfen hat. Neben Informationen zum Werkstattbesuch erhalten Sie Instruktionen zur Handhabung, wie Sie das aus jeder Betriebsanleitung und aus jedem guten Bordbuch kennen. Wenn Sie Ihren Körper mit einfachen Hilfsmitteln richtig pflegen, warten und kleinere Reparaturen selbst durchführen möchten, finden Sie hier zahlreiche Tipps und Anleitungen. Und sollten doch einmal größere Reparaturen anstehen, ist dieses Buch die ideale Vorbereitung auf das Werkstattgespräch.

Natürlich ersetzt das Handbuch niemals den Arztbesuch. Ich rate dringend dazu, dass Männer zum Zwecke der Vorsorge die Werkstatt ihres Vertrauens aufsuchen. Und zwar in definierten zeitlichen Abständen. Diese Termine nennt man auch Inspektion. Gerade in unserem Alter, beziehungsweise nach einer gewissen Laufleistung an Jahren, sollte Mann davon Gebrauch machen. Einen Vorsorgeplan als Checkheft habe ich auf Seite 247 beigefügt.

Theoretische Prüfung: Am Ende jedes Kapitels finden Sie eine Checkliste mit Fragen, die Sie zu den Funktionen Ihrer persönlichen Baugruppen beantworten können. Ich betone: können. Die Teilnahme ist natürlich freiwillig. Sollten Sie auf diese Weise allerdings Fehlfunktionen aufdecken, besuchen Sie bitte eine Werkstatt! Wenn Sie aber alle Teilprüfungen bestehen, haben Sie die theoretische Männersein-Prüfung bestanden. Diejenigen, die sich noch nicht sicher genug fühlen, um sich der Prüfung zu stellen, drehen lieber noch eine Runde durch die betreffende Baugruppe.

Aktionsangebot für Männer in den »Wechseljahren«: Männer zwischen 40 und 60 Betriebsjahren, bei denen durch die Lektüre Defekte in mindestens einer Baugruppe aufgedeckt werden, erhalten vom Autor eine Wechselprämie in Form einer kostenlosen E-Mail-Erstberatung (Quick-Check).

Melden Sie sich hierfür gerne bei mir:
maennercheck@doc-pies.de *

In diesem Sinne: Gentlemen, start your engines!

---

* Bitte beachten Sie die Hinweise zum Datenschutz: https://www.doc-pies.de/ds-maennercheck

Faktencheck:

Ein Buch, das den ganzen Mann behandelt, erfordert ein umfassendes medizinisches Wissen. Als Urologe bin ich zwar Organ-Facharzt, schaue aber durchaus gerne über den Tellerrand hinaus. Alle Fakten wurden von mir nach bestem Wissen und Gewissen überprüft und jedes Kapitel von einem Fachexperten sorgfältig beurteilt. Dennoch erfolgen alle Angaben ohne Gewähr und unter Ausschluss einer Haftung. Einen ausführlichen Quellennachweis finden Sie unter: *www.kosmos.de/herbig/maennercheck-extras*.

Checklisten:

Kurz ein Wort zu den Checklisten. Diese sind in der Regel medizinische Fragebögen, deren Aussagekraft an einer großen Patientenzahl überprüft wurde. Inhaltlich decken sie meist nur einen Teilaspekt des Themenbereiches ab und dienen nur der orientierenden Einordnung der Beschwerden. Sie ersetzen keinesfalls den Arztbesuch.

Der schwule Mann:

Mindestens jeder 50. Mann ist schwul – und das ist auch gut so! Ich bitte an dieser Stelle aber um Nachsicht, dass ich den Textzusatz »Partnerin *oder Partner*« durchgängig weggelassen habe. Alle homosexuellen Leser sind natürlich herzlichst eingeladen, ebenfalls einzusteigen und bei der wilden Fahrt durch die Organsysteme teilzunehmen. Meine Ausführungen gelten nämlich für ALLE Männer!

Und auch die Leser*INNEN* muss ich um Verständnis bitten, dass ich mir aufgrund der definierten Zielgruppe erlaubt habe, auf eine geschlechtergerechte Sprache zu verzichten.

WERKSTATT UND INSPEKTION
Arztbesuch und Vorsorge

Sagen Sie mal Ahhhh! – A wie Auto

Kommt ein Mann zum Arzt ... Was wie der Einstieg in einen typischen Arztwitz klingt, ist bitterer Ernst, oder bestenfalls ein Witz, bei dem einem das Lachen im Halse stecken bleibt. Denn Männer gehen nicht zum Arzt. Und wenn sie dann doch gehen, fahren sie. Denn ihr Auto gibt ihnen größtmögliche Sicherheit. Das ist hundertprozentig vertraute Umgebung! Mehr noch. Es ist dieses Urvertrauen, das Männer mit ihren Autos verbindet. Lassen Sie mich an dieser Stelle also eine Kurve durch die Psychologie drehen.

Das automobile Urvertrauen hat sich beim Mann schon im sehr frühen Kindesalter entwickelt. Da ist die verlässliche, liebende und sorgende Zuwendung der Eltern, die sie dem Jungen gegenüber permanent durch kleine oder größere Geschenke ausdrücken: Spielzeugautos, Tretautos, ferngesteuerte Autos, Auto-Malbücher – Autos aus Holz, aus Plastik, aus Blech. »Auto« ist das erste Wort, das er nach »Mama« und »Papa« sagen kann. Und so begleiten und prägen die vierrädrigen Freunde die ersten Jahre der Entwicklung und Sozialisation des zukünftigen Stammhalters. So weit, so gut. Aber eben nur so weit. Denn irgendwo auf dem weiteren Weg des Jungen zum Manne geht dann doch etwas schief. Eine Panne mit Nebenwirkungen. Mann fragt sich: Wenn Urvertrauen eine angstarme Auseinandersetzung mit der sozialen Umwelt ermöglicht, warum funktioniert das dann nicht auch in der Arztpraxis? Zumal, wenn der Mann die Praxis in seinem eigenen Auto angesteuert hat? Dort angekommen, liest er: Parken nur für Patienten. Oh Gott! Patient! Wie das schon klingt! Je näher er kommt, desto schlechter fühlt er sich. Am liebsten würde er umdrehen und mit Vollgas und quietschendem Gummi davonfahren.

Doch nun gibt es kein Zurück mehr. Beim Betreten der Praxis fühlt er sich ganz klein und könnte jetzt etwas von der emotionalen Zuwendung seiner Eltern gebrauchen. Nur ein ganz kleines Bisschen. Da hilft auch das Lächeln der Sprechstundenhilfe nicht, die ihm in ihrem blütenweißen Kittel entgegenstrahlt. Nur gut, dass er Vollkaskopatient ist. Im Wartezimmer sind noch einige vor ihm dran. Kann dauern. Er greift nach einer Zeitschrift. *auto motor und sport*. Thema: Im Stau stehen – kennt er. Schließlich heißt es ja Wartezimmer. Er blättert und liest und versinkt in der Welt der Testberichte und Pannenstatistiken. Ideale Ab-Lenkung! Sofort fühlt er sich viel besser. Eigentlich könnte er auch schon wieder gehen – pardon ... fahren.

Das Werkstattgespräch
Der Arztbesuch

Sein Auto pflegt der Mann mit großer Selbstverständlichkeit, er nimmt alle Inspektionen akribisch genau wahr. Immer hat er Tankanzeige, Ölstand, Reifendruck und Kühlwasser genau im Blick. Lackpflege versteht sich von selbst und bei der Auswahl eines Wunschkennzeichens legt er sogar einen Anflug von Kreativität an den Tag. Was ja auch ganz nützlich sein kann, falls man mal seine Initialen oder sein Geburtsdatum vergessen sollte.

Was aber ist mit seinem Körper? Da denkt der Mann eher eindimensional: Wenn etwas kaputt ist, werde ich es schon merken. Ich würde sogar so weit gehen, dieses Denken als nulldimensional zu bezeichnen, denn einfache und offensichtliche Zusammenhänge zwischen Verhaltensweisen wie Rauchen, übermäßigem Trinken und Essen, mangelnder Bewegung oder intensivem Sonnenbaden und auftretenden Krankheiten werden so beharrlich negiert, wie Donald Trump den Klimawandel leugnet. Da fehlt Mann einfach die Risikokompetenz. Er weigert sich, aus den Erfahrungen anderer zu lernen, und begeht lieber eigene Fehler.

Tatsachenberichte über dauerhaft einwirkende Schädigungen mit Millionen Todesopfern jährlich nimmt der Mann nicht wahr. Wenn aber viele Menschen gleichzeitig sterben, entwickelt er reflexartig ein Vermeidungsverhalten. Wussten Sie beispielsweise, dass nach den Terroranschlägen vom 11. September 2001 im darauffolgenden Jahr die Zahl der tödlichen Verkehrsunfälle in den USA so angestiegen ist, dass etwa 1600 Menschen bei dem Versuch, Flugreisen zu vermeiden, im Straßenverkehr umgekommen sind? Ist doch nur Statistik, werden Sie jetzt sagen. Ja, ich habe aber noch mehr Fakten zu bieten: Neben der schwachen Risikokompetenz haben wir Männer auch ein geringeres Gesundheitswissen und nehmen seltener Vorsorgeuntersuchungen wahr als Frauen. Männer haben häufiger chronische Krankheiten und pflegen einen anderen Umgang damit. In der Summe resultiert daraus eine um sieben Jahre kürzere Lebenserwartung als bei Frauen. Jetzt macht sich so langsam Panikstimmung im Leserkreis breit, stimmt's? Kennen Sie das neue Modewort aus der Politik? Was früher als Krisensitzung bezeichnet wurde, heißt heute ganz proaktiv »Werkstattgespräch«. Nehmen Sie diesen positiven Schwung doch einfach mit und lassen Sie sich von mir zu einem Arztbesuch motivieren.

Das Wichtigste ist zunächst die Wahl der richtigen Werkstatt, denn Sie brauchen einen Ansprechpartner, dem Sie vertrauen können. Ihr Chefmechaniker sollte der Hausarzt in seiner freien Werkstatt sein. Er hat alle Bauteile und deren Zusammenspiel im Blick. Wir Urologen sind in unserer Fachwerkstatt sprichwörtlich und im eigentlichen Wortsinne »in die Arbeit vertieft«. Genau davor haben viele Männer große Angst. Unbegründeterweise, denn auch bei uns werden nur harmlose Messungen durchgeführt, Druckwerte und Füllstände erhoben, Zusatzstoffe zur Optimierung verordnet und Reparaturen geplant. Alle Ergebnisse werden sorgfältig ins Checkheft eingetragen. Und Sie zahlen über Ihre Teilkasko nur den **M**indest-**A**rzt-**U**ntersuchungs-**T**arif (MAUT). Zusätzliche Mautgebühren werden bei solchen Routinekontrollen nicht fällig, nur bei speziellen Zusatzuntersuchungen greift die Selbstbeteiligung. Bitte bringen Sie zum Besuch auch Ihre aktuelle Mängelliste mit. Und warten Sie bitte nicht, bis Sie eine Panne erleiden oder von einem Abschleppdienst abgeholt werden müssen. Das erhöht unnötig die allgemeinen Betriebskosten und verschlechtert die Pannenstatistik.

PRODUKTIONSZYKLEN
Lebensphasen und Männertypen

Ready, steady, go! – Mann lebt nur einmal

Es gibt Phasen im Leben eines jeden Mannes, da scheint die Zeit zu schleichen. Diese Zeit nennt man Kindheit. Wir erinnern uns: Eine einzige Stunde konnte einem wie die Ewigkeit vorkommen. Es gab natürlich Kalender und Stoppuhren, um sie zu messen, aber das hatte seinerzeit wenig Bedeutung. Als Kind lebte Mann im Hier und Jetzt. – Ready.

In einer anderen Phase dagegen scheint die Zeit geradezu zu rasen, als seien die Tage und Wochen auf Speed. Diese Zeit wird Alter genannt. Wer sich heute schon dieser Phase zugehörig fühlt, weiß, wovon ich rede. Im Alter vergehen die Jahre zwar noch immer im Zwölfmonatsrhythmus, aber gefühlt geht es bergab. Und bergab kann es bekanntlich schnell gehen, sehr schnell. – Go!

Zwischen Jugend und Alter gibt es Phasen, in denen Mann sich wünscht, die Zeit würde stillstehen. Blöderweise zeichnen sich aber gerade diese Phasen dadurch aus, dass sie meist nur von sehr, sehr kurzer Dauer sind. Daher spricht man hier auch von Augenblicken. – Steady! Jeder dieser Augenblicke gleicht einem Boxenstopp. Zackzack! Sekundenbruchteile in der Boxengasse und dann schnell, schnell wieder auf die Start-/Ziel-Gerade, die man auch Lebensweg nennen könnte. – Wrrrrrommmm! Das Leben als Formel-1-Strecke. – Geprägt werden diese extrem kurzen Momente meist von extrem schönen Ereignissen: der erste Kuss, der erste Orgasmus, der erste Rausch, die erste Zigarette – aber auch der letzte Schultag. Doch irgendwann übernehmen die Fahrassistenzsysteme wie Tempomat und Navi unsere Lebensplanung: »Ihre Route wird berechnet.« Und am Ende des Daseins rast das alles noch einmal an einem vorbei, so sagt man. Die Biografie als Autobahn des Lebens quasi. Ein hastiger Blick in den Rückspiegel auf die zurückgelegte Strecke. Das war's. – Aber noch sind wir nicht so weit. Oder doch?

Die Länge der Lebensroute hängt entscheidend von der Fahrweise ab. Cool, man! In der Ruhe liegt die Kraft. Reisen, meine Herren, nicht rasen! Und in engen Kurven immer auf den Kurvenausgang schauen! Und doch hat jede Strecke irgendwann ein Ende. Es ertönt der finale Satz: »Sie haben das Ziel erreicht.« Die Zielflagge schon in Sicht, versuchen wir noch eine Ehrenrunde klarzumachen. Aber dieses Mal blockiert das Gaspedal. Perpetuum immobile …

Die technische Evolution: Entwicklungsphasen

Schauen wir uns die männlichen Entwicklungsphasen und die verfügbare Modellpalette einmal genauer an. Im Auslieferungszustand sind alle Bauteile des männlichen Pkw zwar bereits vorhanden, aber noch lange nicht voll funktionsfähig. Beispielsweise sind das Kühlwassersystem und die Auspuffanlage in den ersten Jahren noch komplett undicht. Erst nach gut einem Betriebsjahr ist überhaupt eine beginnende Mobilität zur Teilnahme am Straßenverkehr möglich. Aber schon in diesem ersten Lebensjahr wird der männliche Körper von der gleichen Testosteronmenge überflutet wie ein erwachsener Mann! Ein erstaunliches Phänomen, das auch als Säuglingspubertät bezeichnet wird und das zu einem sehr häufigen Gebrauch der Signalanlage führt (Geschrei).

Ab dem 6. Betriebsjahr ist jeder Mann zum Besuch einer Fahrschule verpflichtet, nach deren Abschluss er in der Regel einem bestimmten Verwendungszweck zugeführt wird (Beruf). Während dieser Lernphase, schon um das 8. Lebensjahr herum, beginnen die nächsten gravierenden Hormonveränderungen. Bis zum 16. Lebensjahr wachsen der Penis und die Hoden deutlich, Schambehaarung bildet sich, der Testosteronspiegel steigt um das Zwanzigfache und es kommt zum ersten Samenerguss. Dieser Wachstumsschub ist verbunden mit vermehrter Behaarung von Unterarmen und Gesicht sowie möglicher Akne. Emotional ist diese Phase, die Pubertät, für die Jugendlichen wie ein Kaltstart mit Wheelie. Im Gehirn läuft ein gewaltiger Umbauprozess ab. Alte Strukturen werden zerstört, neue entstehen. Die Hirnanhangdrüse überschwemmt den Körper mit Hormonen. Ausgerechnet jetzt sollen die jungen Männer lernen, eigenständig zu denken, Gefahren einzuschätzen und Begierden sowie Kraftfahrzeuge zu steuern. In dieser Phase sind sie leicht reizbar und brauchen viel Schlaf, vor allem morgens, weil der Biorhythmus verschoben ist.

Mit etwa 18 gilt der männliche Körper biologisch als ausgewachsen, dann läuft das fertige Auto vom Band und das eigentliche Rennen beginnt. Aber auch die 20er sind noch wie ein Kavaliersstart ins Erwachsenenleben, eine soziale und emotionale Findungsphase, geprägt von gesteigertem Risikoverhalten und der höchsten Rate an Unfällen sowie des Konsums von Drogen und Nikotin. Auf Lebenszeit gesehen nehmen sich Männer ohnehin viermal häufiger als Frauen das Leben, und genau in dieser Dekade am häufigsten. Der Energieverbrauch erreicht nun mit 4000 Kalorien pro Tag ebenso einen Höhepunkt wie Potenz, Fruchtbarkeit und Muskelmasse. Mitte zwanzig sind Männer körperlich auf der Höhe ihrer Kraft. Und bereits jetzt kommt es zu einer weiteren Ausdifferenzierung in die verschiedenen Modelltypen und Fahrstile. Die gängigsten davon sind der schlanke Kleinwagen, der muskulöse Sportwagen, die bequeme Limousine und der überladene Kombi. Erstaunlicherweise ist im Laufe einer vieljährigen Betriebsdauer auch ein Wechsel des Modelltyps möglich. Am häufigsten geschieht dies allerdings vom Sportwagen zum Kombi, gemäß dem Grundsatz »form follows function«. In seinen 30ern wird der Mann ausgeglichener, sesshafter und seine Beziehungen werden dauerhafter – festgeschweißt sozusagen. Das Leben nimmt weiter Fahrt auf, es ist die Start-up-Phase auf der Beschleunigungsspur. Hirnforscher behaupten sogar, ein Mann sei erst mit 30 Jahren wirklich erwachsen.

Viele Männer gehen mit Erreichen dieser vollen Verkehrstüchtigkeit einen Kaufvertrag mit einem weiblichen Modell ein. In dieser Dekade wird am häufigsten geheiratet, womit automatisch die Wegfahrsperre aktiviert wird. Das durchschnittliche Heiratsalter liegt in Deutschland bei gut 33 Jahren. Langfristig ist der Eintritt in den Ehestand von Vorteil, denn eine Studie in 16 westlichen Ländern konnte zeigen, dass die Sterblichkeit bei unverheirateten Männern höher ist. Eine Langzeituntersuchung fand sogar heraus, dass das Risiko, an einer Herzerkrankung zu sterben, bei einsamen Männern um 90 % erhöht ist. Familienleben ist also gesünder. Daher wird oft durch Herstellung eines neuen blauen oder roten Bobby-Cars die Modellpalette erweitert. Und der Mann geht in diesem Alter noch weitere Verpflichtungen ein, beruflicher Natur – was für einen erhöhten Stresspegel sorgen kann. Denn die Bedeutung von Einkommen, Statussymbolen und Vermögen für das Lebensglück nimmt weiter zu. Auf der anderen Seite wird der Stoffwechsel bereits langsamer. Für die spätere Gesundheit werden nun wichtige Weichen gestellt: Wer sich regelmäßig bewegt, ein enges Netz von Freunden als sozialen Frostschutz unterhält und sich gut ernährt, steigert seine Chancen auf ein gesundes Alter.

Die 40er sind dann oft der Höhepunkt des Lebens in Bezug auf Reife, Karriere und finanzielle Sicherheit. Für viele Männer ist diese Dekade aber auch eine Umbruchphase, langfristige Ziele müssen gegebenenfalls korrigiert werden. Zwar noch mit viel Energie, als Powerslide sozusagen, aber oft tauchen vernachlässigte Träume wieder auf, erste Lebensbilanzen fallen negativ aus und jede dritte Ehe zerbricht. Scheidungen erfolgen im Durchschnitt 15 Jahre nach der Heirat. Entweder die Partnerin rostet sich los oder aber der Mann macht in dieser Phase einen U-Turn und wechselt nach etlichen gemeinsamen Betriebsjahren und Ausfahrten auf andere weibliche Modelle, die dann meist als Re-Importe auf dem Markt sind.

Körperlich zeigt sich mit dem Einbiegen in die 50er-Zone eine zunehmende Anfälligkeit für Volkskrankheiten sowie eine erhöhte Verletzungsgefahr. Trotz vieler körperlicher Baustellen (Blutdruck, Blutzucker, Prostata, Haut, Magen-Darm, Lunge, Augen, Gewicht) kommt nun zum Tragen, was Psychologen das »Paradox des Wohlbefindens« nennen. Ich nenne es nach einem bekannten Werbeslogan »Umparken im Kopf«: Das soll heißen, dass das subjektive Befinden trotz fortschreitenden Alterns nicht zwangsläufig nachlässt, denn der Mann gilt nun als sehr erfahren und selbstbestimmt, seine Ambitionen hingegen reduziert er auf ein realistischeres Maß.

Mit Eintritt in den Ruhestand steigt dann wieder die Lebenslust. Der körperliche Abbau wird dennoch spürbarer, es ist die Einfahrt in die Boxengasse, die Bremsspur: Männer beklagen ein anfälliges Herz-Kreislauf-System, beginnende Gedächtnisstörungen und orthopädischen Verschleiß. Die Krebswahrscheinlichkeit steigt. Das Immunsystem und schützende Stresshormone werden zurückgefahren. Krankheiten kommen daher typischerweise zu Beginn der Urlaubszeit oder mit dem Renteneintritt. In die Autosprache übersetzt: Während seiner gesamten Betriebsdauer unterliegt der Mann einer gewissen Verwitterung durch Umwelteinflüsse. Ab etwa 65 Betriebsjahren fällt er dann in die Kategorie Oldtimer. Diese sind im Straßenverkehr oft gut zu erkennen an Lackschäden

(Falten), einem porösen Verdeck (Haarausfall) oder einem deinstallierbaren Auslesegerät (Brille) sowie einem unflexiblen Fahrwerk. Die Gesamtlaufleistung, gemessen in Betriebsjahren liegt aktuell in Deutschland bei 78,5 Jahren. Nach der Stilllegung werden einige Exemplare einer AUTOpsie zugeführt, um die für die finale Panne verantwortlichen Defekte aufzudecken.

In Anlehnung an: »Ihre nächsten zehn Jahre. Was kommt auf Sie zu?« vom 8. Dezember 2014, ZEIT Wissen Nr. 6/2014; 14. Oktober 2014 mit Einverständnis des Autors Christian Schwägerl

SCHMIERSTOFFE
Hormone

Hormongesteuert – Fahrtüchtigkeit bis ins hohe Alter

In diesem Text geht es um Chemie, die in unsere Natur eingreift. Sprich um Hormone. Das sind chemische Substanzen, durch die unsere Organe miteinander kommunizieren, sozusagen die Bluetooth-Verbindung im Internet der Baugruppen. Es sind Fahrassistenten, von denen – je nach Konzentration und Stärke – unsere Lust und Laune abhängen können. Zum ersten Mal haben wir das in der Pubertät erfahren müssen, als wir anfingen, auf das andere Geschlecht wie fremdgesteuert zu reagieren. Seit dieser Phase unseres Lebens denken wir bekanntlich nur an das eine: an Sex. So denken jedenfalls unsere weiblichen Mitmenschen. Lassen wir sie in dem Glauben. Wir Männer glauben ja auch, dass Frauen nicht einparken können.

An unserer Fremdsteuerung ist übrigens das Hormon Testosteron schuld. Es regelt die Fahrdynamik, das dürfte so ziemlich jedermann bekannt sein. Am Rande sei bemerkt, dass der Begriff »Hormon« aus dem Griechischen kommt und so viel bedeutet wie: in Bewegung kommen. Logisch also, dass wir Männer besser Auto fahren und einparken können. Ja, liebe Damen, ich weiß, mein Maß an Ironien und Stereotypen ist nach wenigen Seiten bereits voll. Kommen wir also lieber zu den nackten Fakten.

Obwohl Forscher im menschlichen Organismus bisher rund 100 Hormone entdeckt haben, fahren wir Männer immer noch am meisten auf Testosteron ab. Kein Wunder eigentlich: Wann ist der Mann ein Mann? Wenn er männlich ist. Und das verdankt er eben jenem Hormon – dem Schmierstoff der Männlichkeit. Hormone machen sich vor allem in zwei Phasen des Männerlebens signifikant bemerkbar: in den Jugend- und in den Wechseljahren. Die Jugendjahre haben wir hinter uns. In das Thema Wechseljahre müssen wir noch einsteigen. Wechseljahre beim Mann werden auch Klimakterium virile genannt. Vielleicht macht sich diese Phase deswegen häufig durch Fehlfunktionen der Klimaanlage wie beispielsweise Schwitzen bemerkbar? Generell lässt in den Wechseljahren vor allem die Fahrdynamik nach, weil der Körper die Testosteronproduktion runterfährt. Abgeschlagenheit, Müdigkeit, Lust-Verlust und eine Abnahme der Muskelmasse sind die Folge und treten anstelle von Gas geben, ungebremster Lust und Stoßverkehr zu Tage. Viele Männer schauen dann betrübt in den Testosteron(rück)spiegel: Man müsste noch mal zwanzig sein ...

Allerdings kann ich etwas zur Erhellung beisteuern. Die hormonelle Veränderung kommt nicht über Nacht. Die sogenannte Andropause ist keine Vollbremsung. Es gibt nicht den bestimmten, definierten Zeitpunkt, an dem es zum vollständigen Erliegen der Hormonproduktion kommt. Es geht laaaaangsam. Und das Gute dabei ist: Das verringerte Tempo lässt uns Zeit, uns auf die neue Zeit einzustellen und so die Spur zu halten. Ich empfehle, mal wieder Sport zu treiben: Fahrrad statt Auto. Sattel statt Sitzheizung; dabei eine längere Mittagspause einzulegen: rasten statt rasen; oder mal eine andere Ernährungsform zu versuchen: Slow Food statt Überholspur. Auf jeden Fall aber möchte ich Ihre Aufmerksamkeit auf die folgende Betriebsanleitung zu unseren Schmierstoffen, den Hormonen lenken. Danach wissen Sie, wo's langgeht.

Das Trieb-Werk: Männliche Hormone

Hormone sind Stoffe, die im Körper für die Kommunikation zuständig sind. Als schwimmende Botenstoffe übermitteln sie Informationen von einer Drüse bis zu einer Zielzelle. Stellen Sie sich kleine gelbe Postautos vor, die von der Hauptpost bis zum Briefkasten fahren. So können die einzelnen Gewebe Nachrichten und Befehle untereinander austauschen. Gemeinsam mit dem Nerven- und dem Immunsystem werden auf diese Weise Körperfunktionen wie Körpertemperatur oder Blutdruck und Vorgänge wie Wachstum, Alterung oder Fortpflanzung reguliert.

Bekannte Hormondrüsen im Körper sind unter anderem die Schilddrüse, die Nebennieren, die Bauchspeicheldrüse und beim Mann natürlich die Hoden. Diese Produktionsstandorte müssen ständig in ihrer Arbeit überwacht werden, da es viele Einflussfaktoren auf deren Arbeitspensum gibt. Lebensgewohnheiten wie Sport und Ernährung oder Stress haben ebenso eine Bedeutung wie jegliche Veränderung im Biorhythmus, beispielsweise durch Schichtarbeit oder Flugreisen. Daher ist die Chefetage des Gehirns gleich mit drei Kontrollgremien ausgestattet, dem Hypothalamus und der Hypophyse sowie der Zirbeldrüse (Epiphyse). Vorstandsvorsitzender ist der Hypothalamus. Die untergeordnete Hypophyse hängt untergeben an ihm wie eine Frucht, was ihr auch den Namen Hirnanhangdrüse eingebracht hat. Hier werden Steuerungshormone gespeichert und ausgeschieden. Über solche Verfahrensanweisungen werden beispielsweise die Hoden durch das luteinisierende Hormon (LH) zur Produktion von Testosteron und durch das follikel-stimulierende Hormon (FSH) zur Spermienentwicklung verdonnert.

Weitere wichtige Hormonfabriken sind die beiden Nebennieren. Sie sitzen der Niere jeweils kappenartig auf. Ihre Hormone üben Einfluss auf die Stressbewältigung, die Zuckerverwertung und das Immunsystem aus. Das bekannte Cortisol beispielsweise regelt den Eiweiß- und Blutzuckerspiegel, das weniger bekannte Aldosteron den Wasser- und Salzgehalt. Die Nebennieren liefern ferner die Stresshormone Adrenalin und Noradrenalin. Grundstoff für all diese wichtigen Hormone ist überraschenderweise das sonst so verrufene Cholesterin! Männer produzieren aber noch weitere Hormone wie das »Jugendhormon« DHEA oder das »Glückshormon« Dopamin. Zur Gemischaufbereitung gehören in geringerer Menge auch typisch weibliche Hormone wie Prolaktin (bei der Frau zuständig für die Milchbildung), Oxytocin (Wehenauslöser) oder Estradiol (ein Östrogen), auf die ich alle kurz eingehen werde. Ausführlich berichten muss ich aber zunächst über das allerwichtigste männliche Hormon, das Testosteron:

Die Test(osteron)fahrt

Die Pubertät ist die Blütezeit unseres wichtigsten Kraftstoffes Testosteron. Zwischen dem 9. und 15. Betriebsjahr kommt es zu einem zwanzigfachen Anstieg des Blutspiegels. Grund genug, im Kapitel »Gehirn und Psyche« auf die dadurch bedingten massiven Umbauprozesse noch näher einzugehen. Was ich aber an dieser Stelle schon sagen kann, ist, dass Testosteron einerseits aktivierend auf Gehirnregionen wirkt, die mit Belohnungsanreizen verbunden sind, und andererseits gefahrenmeidende Hirnareale hemmt. Deshalb testen Jungs gerne mal ihre Grenzen aus und pflegen schon im freien Training und im Qualifying einen riskanten Fahrstil. Für Erwachsene auf der Zuschauertribüne ist das schwer zu verstehen, für den jungen Piloten im Cockpit aber »ganz normal«.

Nach dieser Sturm- und Drangphase steuert Testosteron weiterhin sehr viele und unterschiedliche männliche Körperfunktionen wie Potenz, Libido und Stimmung. Es hat Einfluss auf Blutbildung, Knochenstoffwechsel, Muskelmasse und Fettverteilung sowie auf die Festigkeit von Haut, Venen und Sehnen. Selbst die »psychische Festigkeit« wird maßgeblich durch Testosteron beeinflusst. Es sorgt für Selbstwertgefühl und Mut, Ausdauer, Kampfbereitschaft und eine gesunde Aggressivität. Aber auch dieser zweite Frühling dauert nicht so lange, wie wir es uns wünschen würden. Schon ab dem 45. Lebensjahr nimmt die Testosteronkonzentration im Blut um etwa 1 % pro Jahr ab. Da es sich dabei um einen relativ stetigen Prozess handelt, ist der Begriff »Wechseljahre«, wie er gerne bei Frauen verwendet wird, beim Mann in diesem Zusammenhang nicht ganz korrekt. Man müsste eher von einem langsamen Ausrollen sprechen.

Durch die insgesamt gestiegene Lebenserwartung erreichen aber immer mehr Männer ein Alter, in dem ein Hormonmangel dann auch Symptome verursacht. Labortechnisch messbar erniedrigte Werte hat jeder fünfte Mann über 60. Dabei leiden alle Antriebskomponenten unseres Pkw – Getriebe, Kupplung und Differential. Die resultierenden Symptome dieser nachlassenden Antriebskraft sind eine verminderte körperliche Leistungsfähigkeit, Schlafstörungen, Stimmungsschwankungen, Erektionsstörungen und ein Libidoverlust. Auch Übergewicht wird begünstigt. Und Übergewicht wiederum verstärkt den Testosteronmangel noch mehr, weil unser Bauchfett das Enzym Aromatase produziert, welches männliches Testosteron in weibliches Östrogen umwandelt. So wird die schnelle Rennrunde nach und nach zu einem Teufelskreis.

Aus Testosteron können nämlich zwei sehr unterschiedliche weitere Hormone gebildet werden. Einerseits das sehr wirksame Dihydro-Testosteron (DHT), aber auch besagtes Estradiol. DHT ist um das Drei- bis Vierfache wirksamer als Testosteron selbst. Es ist also die biologisch aktivste Form des Testosterons und in vielen Organen das eigentlich wirksame Hormon – der höchste Gang in unserem Automatikgetriebe. Estradiol hingegen gilt als »weibliches« Hormon – für den Mann vergleichbar mit dem Leerlauf. Verschiedene Studien vermuten sogar einen Zusammenhang zwischen einer erhöhten Sterblichkeitsrate und erniedrigten Testosteronspiegeln. Laut einer Beobachtungsstudie in Mecklenburg-Vorpommern sterben Männer mit niedrigem Testosteron häufiger an Herz-Kreislauf-Erkrankungen. Auch Zusammenhänge mit Bluthochdruck und Zuckerkrankheit wurden in dieser Langzeitstudie nachgewiesen, denn bei Diabetikern blockieren bestimmte Stoffe Rezeptoren der hormonproduzierenden Zellen und vermindern so die Testosteronbildung. Es hat sich auch gezeigt, dass ein zuckerkranker Patient, der unter einem unbehandelten Testosteronmangel leidet, früher stirbt als ein Diabetiker mit normalisierten Hormonspiegeln. Zudem kann Testosteron den Cholesterinspiegel senken und die Blutfettwerte verbessern. Bei älteren Männern mit Depression wird häufiger ein erniedrigter Testosteronspiegel nachgewiesen. Sogar das Risiko für ein Schlafapnoe-Syndrom steigt mit sinkendem Testosteronspiegel.

Sind Sie nach dieser Vorrede bereit, Ihren Testo-Ölstand mal nachsehen zu lassen? Die Testosteronspiegel im Blut unterliegen tageszeitlichen Schwankungen. Die höchsten Werte werden jeweils in den Morgenstunden gemessen. Danach fallen die Werte im Tagesverlauf um etwa 20 % ab. Testosteronbestimmungen in der Fachwerkstatt sollten daher nüchtern am Vormittag bis 11:00 Uhr erfolgen. Als auffällig gelten wiederholte Werte unter 8 nmol/l (entsprechend 2,3 ng/ml). Bei Auffälligkeiten werden in den Kontrollen neben dem Testosteronspiegel auch das sogenannte sexualhormonbindende Globulin (SHBG) und die Steuerungshormone LH und FSH, Prolaktin sowie der Prostatakrebswert (PSA) bestimmt.

Die Grundlage der Therapie hat der Patient selbst in der Hand. Wichtig ist Bewegung und Sport. Auch ein Oldtimer möchte schließlich regelmäßig gefahren werden. Krafttraining oder Sprints sowie Ausdauer-Einheiten bis 45 Minuten konnten in Studien den Testosteronlevel steigern. Lange Ausdauer-

TIPP

Erhöhen Sie Ihren Testosteronspiegel durch Bewegung und gesunde Ernährung!

einheiten wie beispielsweise ein Marathon senken eher den Blutspiegel. Und es gibt noch viele andere natürliche Wege, um den Testosteronspiegel zu erhöhen. Zu den pflanzlichen Mitteln, die die männliche Hormonbildung im Körper stimulieren oder den Testosteronabbau hemmen sollen, gehören beispielsweise Tinkturen aus Kiefernpollen, aber auch Pinienkerne sowie Brennnesselwurzel-Extrakte. Sie enthalten testosteronähnliche Hormone und Enzyme, welche die Testosteronbildung fördern. Kohlgewächse und Brennnesselwurzeln hemmen die erwähnte Aromatase, die Testosteron in das weibliche Hormon Östrogen umwandelt. Da ein Ungleichgewicht zwischen Testosteron und Östrogen beim Mann auch an der Entstehung einer Prostatavergrößerung beteiligt sein soll, werden hier auch oft Brennnesselwurzel-Extrakte eingesetzt.

Auch der asiatischen Heilpflanze Ginseng wird ein positiver Einfluss auf den Testosteronspiegel und die Fruchtbarkeit nachgesagt. Einzelne Studien konnten das sogar belegen. Olivenblatt-Extrakte und Mais stimulieren das luteinisierende Hormon (LH), welches den Befehl zur Testosteronproduktion erteilt. Selbst Sellerie enthält testosteronähnliche Substanzen. Und auch hochdosierter Knoblauch steigert den Testosteronspiegel. Ob Sie aber die notwendige Dosierung von 3 g (= 5 Zehen) am Tag bei Ihrer häuslichen Rennleitung durchsetzen können, erscheint mir fraglich. Als enzymaktivierende Nahrungsergänzungsmittel werden Vitalstoffe wie Magnesium und Zink eingesetzt. Und das zum Muskelaufbau beliebte Creatin konnte in Studien bei jungen Männern den Testosteronspiegel um gut 20 % erhöhen. Tomaten hingegen senken durch das enthaltene Lycopin eher den Testosteronspiegel. Und Bier enthält Hopfen, ein starkes Pflanzen-Östrogen, also ein weibliches Hormon. Trinken Sie demnach lieber Wein zu Ihrem »Testo-Menü«. Ausgewogene Rezeptvorschläge mit den genannten Zutaten nehme ich gerne per E-Mail entgegen: maennercheck@doc-pies.de *

Wenn das nicht genügt, um Sie wieder auf die Spur zu bringen, muss allerdings der Arzt ran. Das Wichtigste zur ärztlich verordneten medikamentösen Therapie vorweg: Eine Hormonersatztherapie darf nur bei nachgewiesenem und symptomatischem Mangel und nur von einem Spezialisten durchgeführt werden. Alles andere ist »Doping«! Therapeutisch werden meist Hautgele verwendet, deren allmorgendliche Dosierung den Beschwerden und dem Blutspiegel nach und nach angepasst werden kann – Feintuning. Eine weitere Möglichkeit stellt die Verwendung von dreimonatlichen Depotspritzen als Reservetank dar.

Die Effekte dieser Therapie für das Herz-Kreislauf-System sind in Studien dokumentiert. Eine Normalisierung der Testosteronwerte senkt das Risiko für Schlaganfälle und Herzinfarkte und vermindert die Gesamtsterblichkeit. Bei Osteoporose besteht durch eine langfristige Testosteronzufuhr die Möglichkeit, die Knochendichte zu erhöhen und damit Knochenbrüche zu vermeiden. Im Verlauf verbessern sich das Lustempfinden und die »Ero-Dynamik«, soll heißen, auch die Potenz kann sich regenerieren. Ein in diesem Zusammenhang nützlicher Nebeneffekt der Testosterontherapie ist, dass Patienten mit normalisiertem Testosteronspiegel noch besser auf eine Behandlung mit Sildenafil (Viagra) ansprechen. Diese Therapieeffekte treten nach sehr unterschiedlicher Behandlungsdauer auf. Während sich die Libido oft schon nach drei bis sechs Wochen wieder meldet, können andere Effekte auch noch nach drei bis fünf Jahren möglich sein.

Bis heute besteht kein Anhalt dafür, dass eine Testosterongabe zur Normalisierung des Blutspiegels einen Prostatakrebs

* Bitte beachten Sie die Hinweise zum Datenschutz: https://www.doc-pies.de/ds-maennercheck

auslöst. Ein bereits bestehendes Prostatakarzinom wird jedoch durch Testosteron im Wachstum gefördert. Auch bei deutlicher Prostatavergrößerung sollte kein Testosteron ersetzt werden. Neben Testosteronspiegelkontrollen sind regelmäßige Kontrollen des Blutbildes zu empfehlen, da eine Eindickung des Blutes zu einem erhöhten Schlaganfall- oder Herzinfarktrisiko führen kann, was beispielsweise auch bei Männern mit genetisch bedingt erhöhten Testosteronspiegeln vermutet wird. Zu hohe Dosierungen können sogar zu Hirnschädigungen führen. Eine leichte Zunahme von PSA und Prostatagröße im ersten Jahr der Therapie ist normal. Und die Hoden können schrumpfen, weil man ihnen ja einen Teil ihrer Arbeit abnimmt. Ein weiterer Nachteil von »Doping«: Ein Überschuss an Testosteron kann in weibliche Hormone umgewandelt werden. Daher gehört die Verordnung und Therapieüberwachung unbedingt in die Hände eines spezialisierten Tankwartes, am besten eines Urologen!

Das Überholmanöver: Noradrenalin und Adrenalin

Noradrenalin wird vorwiegend im Gehirn gebildet. Es ist ein sogenannter Neurotransmitter, also ein Botenstoff zwischen den Nervenzellen, welcher den Sympathikus – unser »Aktionsnervensystem« – in stressigen Situationen stimuliert. Dieser sorgt dann wiederum für die Ausschüttung von Adrenalin in den Nebennieren. Diese Hormonachse gleicht der Antriebswelle, die das Drehmoment des Motors vom Getriebe auf die Räder überträgt. Schon das Wort »Adrenalin« wird automatisch mit Stress verbunden. Letztlich hat Adrenalin die Aufgabe, den Mann in Gefahrensituationen blitzschnell auf Kampf oder Flucht vorzubereiten (fight or flight).

Denn wenn Adrenalin ausgeschüttet wird, dann werden in Sekundenbruchteilen alle Reserven des Körpers mobilisiert und die lebenserhaltenden Systeme hochgefahren. Den Muskeln wird Energie in Form von Glukose zur Verfügung gestellt, die Atmung und der Puls beschleunigen sich, der Blutdruck steigt und das Herz schlägt schneller. Es fließt mehr Blut durch Körper und Gehirn und mehr Luft durch die erweiterten Bronchien, was die Sauerstoffversorgung verbessert. Man ist von jetzt auf gleich leistungsfähig, wach und aktiv. Und ist diese herausfordernde Situation erfolgreich gemeistert, schüttet der Körper auf dem Siegerpodest als Belohnung Dopamin aus, eines der noch zu besprechenden Glückshormone. Wer jedoch dauerhaft Stress empfindet, bei dem bleibt es bei einer konstanten Freisetzung von Noradrenalin und in der Folge eines weiteren Stresshormons, dem Cortisol. Here we go …

Die 24 Stunden von Le Mans: Cortisol

Cortisol wird also immer dann ausgeschüttet, wenn die Anforderungen an unsere Leistungsfähigkeit nicht nachlassen und man ständig mit leicht erhöhter Drehzahl fährt. Als Dauerstress-Hormon sorgt es dafür, dass der Körper auf einen längeren Ausnahmezustand vorbereitet wird. Es ist ein Aufmerksamkeits-Assistent, vergleichbar mit dem Müdigkeitswarner in einem modernen Pkw. Eigentlich ja eine sehr sinnvolle Funktion, wenn da nicht das Prinzip der zu kurzen Bettdecke zum Tragen käme. Denn wenn das Gehirn bei Stress mehr Energie benötigt, wird diese an anderer Stelle eingespart, Erschöpfung droht.

Zu viel Cortisol erhöht den Blutdruck und steigert den Fettgewebsanteil des Körpers. Dauerhaft erhöhte Blutspiegel führen zu Konzentrationsstörungen und Schlafproblemen. Cortisol ist nämlich Gegenspieler des Schlafhormons Melatonin. Ein hoher Kaffeekonsum befeuert diese Situation durch weitere Ankurbelung der Cortisolproduktion zusätzlich. Außerdem hat Cortisol eine dämpfende Wirkung auf das Immunsystem, was ja in der Medizin häufig genutzt wird, um überschießende Reaktionen beispielsweise bei Autoimmun-

> **TIPP**
> Vermeiden Sie für einen gemäßigten Cortisolspiegel Stress und Überforderung!

erkrankungen und Entzündungen zu unterdrücken. Chronisch Gestresste erkranken oft genau dann, wenn sie sich entspannen und das Cortisol abgebaut wird. Und beim Burnout-Syndrom findet sich eine lang anhaltende Erschöpfung dieser Cortisolproduktion, doch dazu später mehr.

Ein Replica: DHEA

Schon der Name macht nicht wirklich Lust, über dieses Hormon zu sprechen. Der vollständige Name lautet nämlich De-Hydro-Epi-Androsteron. Muss aber trotzdem sein, denn seit Jahren wird DHEA vor allem in den USA als Wundermittel gegen jegliche Alterserscheinungen vermarktet.

Fakt ist, dass ab dem 35. bis 50. Betriebsjahr beim Mann eine rasche Konzentrationsabnahme im Blut zu verzeichnen ist. Als »Mutter aller Steroide« kann das in den Nebennieren und den Hoden gebildete DHEA sowohl in Testosteron als auch in Östrogene umgewandelt werden. Und was es angeblich alles kann! Laut Werbung stärkt es das Immunsystem, wirkt stresshemmend, verleiht mehr Energie, verbessert das geistige Durchhaltevermögen, steigert die Merk- und Konzentrationsfähigkeit und wirkt gegen Depression, Fettleibigkeit und Krebs. Kein Wunder also, dass dies in Amerika auf sehr fruchtbaren Boden fällt.

Aber: Die positiven Effekte können (noch) nicht als wissenschaftlich abgesichert gelten und zumindest im Tierversuch besteht vereinzelt der Verdacht auf häufigeren Leberkrebs. Eine Therapieempfehlung gibt es daher in Deutschland (noch) nicht und Nahrungsergänzungen mit DHEA sind bei uns nicht verkehrsfähig. **D**eutschland **h**at **e**igene **A**nsichten! Das Potenzial ist sicher sehr groß, aber wir müssen warten – zumindest bis die Wissenschaft zur Werbung wieder aufgeschlossen hat. Bis dahin sollte die Therapie bei einem nachgewiesenen DHEA-Mangel ausschließlich von einem Hormonspezialisten durchgeführt werden.

Der treue Co-Pilot: Vasopressin

Im Gegensatz zu DHEA zählt Vasopressin zu den am meisten unterschätzten Hormonen. Die Hauptaufgabe von Vasopressin ist eigentlich, Wasser im Körper zurückzuhalten und somit eine überschießende Urinproduktion zu verhindern. Sein Zweitname ist daher antidiuretisches Hormon (ADH). Nebenberuflich sitzt Vasopressin aber in vielen weiteren Aufsichtsräten und Entscheidungsgremien: Es ist an Gedächtnisleistungen beteiligt, steuert Emotionen und verstärkt die Männlichkeit, indem es männliche Gehirnschaltkreise aktiviert. Auf rein körperlicher Ebene reguliert es die Körpertemperatur und die Durchblutung, insbesondere die der Geschlechtsorgane, und es sorgt nach dem Orgasmus zusammen mit Oxytocin für einen tiefen Schlaf.

Die wichtigste Funktion aber scheint mir folgende zu sein: Vasopressin ist der »Spurhalteassistent« unserer Mann-Maschine. Soll heißen, es unterstützt die dauerhafte Bindung zwischen Mann und Frau und wird deshalb auch als »Treuehormon« oder »Hormon der Monogamie« bezeichnet. Zur anschaulichen Erläuterung muss ich Ihnen die Präriewühlmaus aus Nordamerika vorstellen. Haben sich ein Präriewühlmausweibchen und ein Präriewühlmausmännchen füreinander entschieden, so beginnen sie ihre Beziehung mit einem mehrstündigen Sex-Marathon. Die dabei ausgeschütteten Hormone Vasopressin und Dopamin verfestigen ihre monogame Dauerbeziehung. Und jetzt kommt der Hammer. In der entfernten Nachbarschaft wohnt eine nahe Verwandte, die Rocky-Mountains-Wühlmaus. Ihr fehlt allerdings das Gen für den Vasopressin-Rezeptor, was zur Folge hat, dass die wilde Rocky-Maus mit Treue nichts am Hut hat und recht freizügig lebt.

Freuwillige Feierwehr: Dopamin

Dopamin ist gemeinhin als Glückshormon bekannt. Es wird im Gehirn ausgeschüttet, wenn man auf irgendeine Art und Weise belohnt wird. Dies kann ein sportlicher Erfolg, ein sozialer Kontakt oder auch eine sexuelle Aktivität sein. Frauen schütten beim Sex einen euphorisierenden Hormoncocktail aus Dopamin, Östrogen und Oxytocin aus, beim Mann besteht die Mischung aus den Zutaten Testosteron, Vasopressin und eben Dopamin. Auch das Hochgefühl der Verliebtheit ist letztlich auf Dopamin zurückzuführen.

> **TIPP** Beeinflussen Sie Ihren Dopaminspiegel durch das Erreichen realistischer Ziele und guten Sex!

Die dauerhafteste Dopaminausschüttung bewirkt man aber durch das Erreichen von lange anvisierten Zielen, weil das Gehirn bestimmte Belohnungsareale nachhaltig aktiviert, die hingegen bei Erfolglosigkeit verkümmern. Dies ist ein sich selbst verstärkendes System: Die Nervenbahnen, über die das Hormon transportiert wird, bilden sich umso stärker aus, je mehr Dopamin produziert wird – Breitbandausbau auf der Glücksautobahn! Und je häufiger Dopamin ausgeschüttet wird, umso mehr von der Glücksdroge wird auch gebildet. Ein Dopaminmangel hingegen äußert sich durch erhöhte Müdigkeit, Konzentrationsprobleme und Gedächtnislücken.

> **TIPP** Nehmen Sie ausreichend Omega-3-Fettsäuren zu sich!

Dies kann viele Gründe haben, beispielsweise eine Unterversorgung mit den notwendigen Grundstoffen für die Hormonbildung wie Vitaminen oder der Aminosäure Tyrosin. Besonders Lebensmittel, die viele Omega-3-Fettsäuren enthalten, sind wichtig für die Dopaminproduktion. Reichlich davon liefern Fische wie Makrele oder Lachs. Oder auch Leinsamen – ein gutes Futter für den Einsamen.

Der Tempomat: Serotonin

Dopamin und Serotonin werden häufig zusammen ausgeschüttet. Serotonin ist jedoch weniger für die kurzen Glücksmomente als vielmehr für die allgemeine Grundstimmung verantwortlich. Es ist das Schwungrad, das auch bei niedrigen Drehzahlen für einen ruhigen Motorlauf sorgt. Die höchsten Konzentrationen von Serotonin im Körper findet man im Zwischenhirn (Hypothalamus), in den Blutplättchen und in unserem »Bauchgehirn«, der Darmschleimhaut.

Das Besondere an diesem Hormon ist, dass es an sehr unterschiedlichen Rezeptoren andocken und dadurch verschiedene, zum Teil sogar gegensätzliche Effekte auslösen kann. Es kann beispielsweise in verschiedenen Organen Blutgefäße erweitern oder auch verengen und den Blutdruck entweder senken oder steigern. Im Gehirn wirkt es auf Lernvermögen und Vorstellungskraft, auf die Kontrolle von Appetit und psychischen Verhaltensformen, aber auch auf Sexualität und Schmerzempfinden. Also schon wieder ein echter »Tausend-« oder zumindest ein »Hundertsassa«. Entsprechend kann Serotonin an sehr unterschiedlichen Erkrankungen wie Angststörungen und Depressionen, Schlaflosigkeit, Migräne oder Essstörungen beteiligt sein.

Stichwort Essen: Der Grundstoff zur Bildung von Serotonin ist die Aminosäure Tryptophan. Sie gehört zu den wenigen Aminosäuren, die der Körper nicht selbst bilden kann, und muss daher mit der Nahrung aufgenommen werden. Viele depressive Menschen verspüren eine starke Neigung, Süßes zu essen, und wählen dafür oft Schokolade als Tryptophan-Lieferant. Aber auch Fasten führt nach einigen Tagen der Gewöhnung zu einer verminderten Wiederaufnahme des ausgeschütteten Serotonins und dadurch zu einer lang anhaltenden Erhöhung des Wirkspiegels. So ist also erklärbar, wenn wir dazu neigen, bei psychischen Belastungen eine dieser beiden Möglichkeiten – also Essen oder Fasten – zur

Beeinflussung des Serotoninspiegels unbewusst einzusetzen. Das geht aber auch gesünder, nämlich mit Gemüse und Früchten. Besonders Bananen, Walnüsse, Tomaten, Ananas, Melonen, Auberginen und Kiwis bewirken eine Anhebung des Serotoninspiegels.

Leider gelangt das Serotonin aus den Lebensmitteln zwar in den Körper, kann jedoch nicht die natürliche Grenze zwischen Gehirn und Blutkreislauf (Blut-Hirn-Schranke) überwinden. Und auch der messbare Blutspiegel gibt nicht so zuverlässig wie eine Tankanzeige Aufschlüsse über die Psyche. Bei Frauen nimmt kurz vor der Menstruation der Serotoninspiegel stark ab. Die Folge sind eine wechselnde Stimmung und Reizbarkeit – wir Männer kennen das nur zu gut als PMS (prämenstruelles Syndrom). Serotonin lässt sich bis heute nicht synthetisch herstellen, es gibt weder Pillen noch Spritzen. Um Serotonin bei Krankheiten wie Depressionen oder Angststörungen im Spalt zwischen zwei Nervenzellen medikamentös zu erhöhen, wird daher der Abbau mit Hilfe von sogenannten Selektiven Serotonin-Wiederaufnahmehemmern (SSRI) verringert.

Die Kn(a)utschzone: Oxytocin

TIPP Erhöhen Sie Ihren Oxytocinspiegel durch Kuscheln!

Rund um die Geburt spielt Oxytocin bei Frauen eine große Rolle für die Wehentätigkeit und das Stillen. Aber auch Männer besitzen dieses Harmonie- und Kuschelhormon. Denn Oxytocin hemmt Angst- oder Stressreaktionen und fördert die Bildung von Vertrauen in die Partnerin. Es ist für die Beziehung wie eine Servolenkung, die eine genaue Fahrzeugführung ermöglicht, ohne dafür viel Kraft aufwenden zu müssen. So kann man ganz leicht auf die Stimmung des Partners einwirken, denn bei partnerschaftlicher Zärtlichkeit wird es bei beiden Geschlechtern im Hypothalamus vermehrt gebildet.

Generell sorgt Oxytocin für eine gefestigte und vertrauensvolle Grundeinstellung und einen behutsameren Umgang bei Konflikten. Man sagt, Personen mit einem Oxytocinmangel seien kritischer, zänkischer und misstrauischer und würden daher häufig als »schwierig« empfunden. Hingegen nimmt bei älteren Männern die Menge des Oxytocins im Verhältnis zum Testosteron und Vasopressin zu. Ein Phänomen, das man auch als »Altersmilde« bezeichnet. So wird aus einem Sportwagen ganz langsam eine Limousine.

Airbags: Östrogene

Östrogene sind die klassischen weiblichen Sexualhormone. Man unterscheidet drei wichtige Unterformen. Estron (E1) gilt als Reservehormon im Fettgewebe, Estradiol (E2) hat einen Einfluss auf den Schlaf, die Elastizität der Gewebe und die Geschmeidigkeit der Haut sowie auf die Fettspeicherung, den Haarwuchs auf dem Kopf und die Psyche. Das beim Mann im Hoden produzierte Estriol (E3) wirkt auf das Sperma und die Schleimhäute. Außer in den Keimzellen können Östrogene auch in anderen Körperzellen durch Umbau (Aromatisierung) aus Testosteron gebildet werden. So macht sich der männliche Organismus seine Östrogene überall dort selbst, wo er sie braucht. Das passiert vor allem in den inneren Zellen der Blutgefäße. Was sehr gut ist, denn dort schützen Östrogene vor Gefäßverkalkung. In den Nebenhoden benötigt der Mann Östrogene für die Samenreifung, oder auch im Gehirn, wo Östrogene vor Alzheimer schützen sollen.

In Bezug auf den Stoffwechsel haben Östrogene eine dem Testosteron entgegengesetzte Funktion. Während Testosteron die Synthese von Eiweiß auf Kosten von Zucker fördert, wird mit Hilfe von Östrogenen die Umwandlung von Zucker in Fett aktiviert. Womit wir bei den Nachteilen wären: Zu viele Östrogene fördern den Fettaufbau und jede einzelne Fettzelle erhöht wiederum den Östrogenspiegel! Das ist ein richtiger

Teufelskreis, der es den Männern sehr schwer macht, abzunehmen.

Es wird nachvollziehbar, warum Männer mit einem hohen Körperfettanteil zum Teil recht hohe Östrogenspiegel haben. Das Fettgewebe ist sogar mit 70–80 % die Hauptquelle der männlichen Östrogene. Auch der älter werdende Mann produziert verhältnismäßig zu viel davon. Dementsprechend kann sich eine typisch weibliche Fettgewebsverteilung um die Hüften und am Gesäß entwickeln. Östrogene sind also eine Art Abstandsregelung unseres männlichen Pkw, inklusive zweier kleiner Airbags vorne, denn zusätzlich kommt es zur Vergrößerung der Brustdrüse beim Mann – vom Fachmann Gynäkomastie genannt. Wie bei der Frau regt auch beim Mann das Estradiol die Brustdrüse zum Wachstum an. Und noch eine andere Drüse kann wachsen, Sie erinnern sich: die Prostata.

Die tägliche Östrogenproduktion des Mannes entspricht der einer Frau nach den Wechseljahren. Dieser Pegel bleibt beim Mann über die Lebenszeitspanne weitgehend konstant. Es kommt also auf das richtige Gleichgewicht zwischen Testosteron und Östrogen im Organismus des Mannes an.

TIPP Vermeiden Sie äußere Östrogeneinflüsse in der Nahrung!

Dabei unterliegt unser heutiges Leben zahlreichen äußeren Östrogeneinflüssen: Alkohol aktiviert das bereits besprochene Enzym Aromatase. Eine Wirkung von Xeno-Estradiol in Plastik und Farben wird ebenso diskutiert wie pflanzliche Isoflavone in Bier, Soja, Lakritz und Pflanzenölen oder tierisches Estradiol in hormonbelastetem Fleisch. Leider ist unser heutiges Wissen über solche Rückstände noch zu rückständig …

Start-Stopp-Automatik: Melatonin

Melatonin regelt als biologische Uhr den Tag-und-Nacht-Rhythmus des Mannes. Tagsüber ist der Melatoninspiegel etwa drei- bis zwölfmal niedriger als nachts. Gebildet wird dieses Hormon vorwiegend in der Zirbeldrüse (Epiphyse) des Gehirns. Die Hormonbildung wird durch eine Art Lichtsensor-Automatik auf der Netzhaut reguliert. Bei Helligkeit wird die Produktion gehemmt und bei Dunkelheit angeregt. Mittels dieser Einparkhilfe weiß der Körper, wann die Zeit für einen Boxenstopp gekommen ist und wann Energieverbrauch und Blutdruck runtergeregelt werden können. Auch das Gehirn und das Immunsystem bekommen eine Zwangspause verordnet. Bei allzu hochtourigen und langen Ausfahrten signalisiert Melatonin als Notbremssystem, dass unser Pkw Zeit braucht für Regenerationsvorgänge und kleinere Reparaturen. Leider nimmt auch diese Funktionalität mit dem Alter oder unter dem Einfluss von Alkohol und Nikotin ab. Als Medikament ist Melatonin in Deutschland verschreibungspflichtig. Es ist nur zugelassen für die kurzfristige Behandlung einer nicht auf anderen Erkrankungen beruhenden Schlafstörung bei Patienten über 55 Jahren.

TIPP

Sorgen Sie durch geregelten Schlaf für einen gesunden Melatoninhaushalt!

FUN FACTS: HORMONE

- Heißhunger auf fettige Speisen kann als Ruf des Gehirns nach Cholesterin als Vorläufersubstanz vieler wichtiger Hormone interpretiert werden. Beim Appetit auf Süßes verlangt der Körper nach Vorläufersubstanzen für die Hormone Serotonin und Melatonin.
- Ein fünfminütiges Gespräch mit einer attraktiven Frau reicht aus, damit der Testosteronspiegel eines Mannes ansteigt. Und auch bei den Zuschauern eines Sportereignisses wird nach einem Sieg mehr Testosteron ausgeschüttet als nach einer Niederlage.
- Bei werdenden Vätern sinkt der Testosteronspiegel, während der Prolaktinspiegel steigt, möglicherweise als Reaktion auf die über die Luft abgegebenen Schwangerschaftspheromone der Mutter.
- Frauen wollen Sex eher abends. Männer haben vor allem morgens Lust, denn dann ist ihr Testosteronspiegel um 20 % höher. Allerdings nur, wenn es kuschelig warm ist, denn bei 16 Grad Raumtemperatur sinkt bei Männern der Testosteronwert und bei Frauen die Lust und die Fruchtbarkeit.
- Kinder lachen 400 Mal am Tag, Erwachsene hingegen nur 15 Mal. Beim Lachen werden Endorphine ausgeschüttet, die muskelentspannend und sogar schmerzstillend wirken. Lachen Sie sich also schlapp und gesund!

Checkliste

AMS-Fragebogen (Aging Males' Symptoms)

Antwortmöglichkeiten je Frage

1 nein · 2 leicht · 3 mittel · 4 stark · 5 sehr stark

Körperliches Wohlbefinden

Haben Sie eine Verschlechterung des allgemeinen Wohlbefindens bemerkt? ☐

Haben Sie Gelenk- oder Muskelbeschwerden? ☐

Haben Sie starkes Schwitzen unabhängig von Belastungen? ☐

Haben Sie Einschlaf- oder Durchschlafstörungen? ☐

Haben Sie ein erhöhtes Schlafbedürfnis und sind häufig müde? ☐

Leiden Sie unter körperlicher Erschöpfung und nachlassender Tatkraft? ☐

Haben Sie Schwächegefühl (Abnahme der Muskelkraft)? ☐

Psychisches Wohlbefinden

Sind Sie schnell reizbar und durch Kleinigkeiten schnell aufgebracht? ☐

Spüren Sie eine Nervosität (innere Anspannung, innere Unruhe)? ☐

Leiden Sie unter Ängstlichkeit und Panikgefühlen? ☐

Haben Sie eine depressive Verstimmung (Mutlosigkeit, Traurigkeit, Weinerlichkeit, Antriebslosigkeit, Stimmungsschwankungen, Gefühl der Sinnlosigkeit)? ☐

Fühlen Sie sich entmutigt, so als sei ein Tiefpunkt erreicht? ☐

Sexuelles Wohlbefinden

Haben Sie das Gefühl, der Höhepunkt des Lebens sei überschritten? ☐

Haben Sie verminderten Bartwuchs? ☐

Gibt es ein Nachlassen der Potenz? ☐

Gibt es eine Abnahme der Anzahl morgendlicher Erektionen? ☐

Gibt es eine Abnahme der Libido (weniger Spaß am Sex, kaum Lust auf Sexualverkehr)? ☐

Summe der Punkte
(bitte auch auf S. 249 übertragen!) ☐

Auswertung:

17–26 Punkte	=	keine Beschwerden
27–36 Punkte	=	wenig Beschwerden
37–49 Punkte	=	mittlere Beschwerden
> 50 Punkte	=	schwere Beschwerden

Quelle und Literatur: Heinemann et al., The Aging Males' Symptoms rating scale. Cultural and linguistic validation into English; The Aging Male 2001; 4(1):14-22). Link: https://www.ncbi.nlm.nih.gov/pmc/articles/PMC155679/#S1

DIE ZÜNDANLAGE
Das Genitalsystem

Der Anlasser – aus gegebenem Anlass

Aus männlicher – und wohl auch aus weiblicher – Sicht gehört die mehrteilige Zündanlage zu den wichtigsten Baugruppen des männlichen Organismus. Die Einzelbauteile sind zwei Batterien (Hoden), jeweils mit Akkumulator (Nebenhoden) und davon abgehenden Zündkabeln (Samenleiter), sowie eine Einspritzdüse mit Doppelkondensator, der Prostata mit den beiden Samenblasen.
Die Übertragung der Zündfunken (Spermien) erfolgt über die Zündkerze, den Penis. Dieser besteht aus zwei Hubkolben, den Schwellkörpern, sowie der Harnröhre als Ablassventil an der Unterseite. In vollem Betrieb wird die Zündkerze zum heißen Eisen, denn wenn es heiß hergeht, muss sie höheren Belastungen standhalten. Die Spitze der Zündkerze trägt eine Schutzkappe, die Eichel oder in der Fachsprache Glans genannt, das Glanzstück sozusagen. An der Spitze der Eichel tritt beim Orgasmus das Ejakulat als Zündgemisch aus. Das ist dann der Moment, in dem der Funke überspringt.
Während bei der Frau die Batterien als Eierstöcke im Innenraum verborgen sind, liegen sie beim Mann vorgelagert im Softcase des Frontspoilers, dem Hodensack. Der Grund dafür ist einfach: Die Batterien müssen konstant auf einer Betriebstemperatur von 35° C gehalten werden. Schon eine nur gering erhöhte Temperatur kann zu einer verminderten Zündfunkenproduktion (Unfruchtbarkeit) führen. Die Batterien sind hochempfindlich und bei einem ungebremsten Aufprall kann es zu Kurzschlussreaktionen des Fahrers kommen. Daher sind sie in

unterschiedlicher Höhe aufgehängt, um Kollisionen – also ein Gegeneinanderschlagen beider Hoden – im Betriebsmodus zu vermeiden.

Auf der hinteren Seite der Batterien liegen jeweils die beiden Akkumulatoren, die Nebenhoden. Sie erfüllen die Funktion eines Speichers, in dem die Zündfunken bis zur Entladung verbleiben. Die Batterien laden sich sowohl bei Stillstand als auch bei Fortbewegung ständig auf. Neben den Spermien für die Fortpflanzung wird auch der männliche Schmierstoff Testosteron für die Fortbewegung produziert und direkt in den Ölkreislauf abgegeben. Die Steuerung dieser Produktion erfolgt durch den übergeordneten Zündverteiler, die Hirnanhangsdrüse.

Die von den Akkumulatoren abgehenden Zündkabel befinden sich gemeinsam mit den zu- und abführenden Ölleitungen in einem gemeinsamen Kabelbaum, dem Samenstrang. Durch die Zündkabel besteht eine Verbindung bis zur Prostata als Einspritzdüse. Diese befindet sich im Motorraum ganz weit unten an der Bodenplatte und hat die Größe eines sportlichen Schaltknaufs. Etwa ab dem 15. Betriebsjahr werden täglich bis zu 200 Millionen Zündfunken produziert und im Laufe eines Lebens kann es bei einem gesunden Mann zu über 8000 Batterieentladungen kommen. Theoretisch kann der Mann bis ins hohe Alter durch Batterieentladungen Zündvorgänge auslösen, einige Männer lassen sich jedoch willentlich eine Zündunterbrechung einbauen (Sterilisation).

Praktisch kann eine Batterieentladung im Stand- und Handbetrieb oder während eines Rennens (Geschlechtsverkehr) herbeigeführt werden. Beim Überspringen der Zündfunken zur Erweiterung der Modellpalette (Fortpflanzung) sorgt die Einspritzdüse für eine turboartige Beschleunigung des Zündgemisches aus der Zündkerze heraus. Die häufigsten Defekte der Düse sind Überhitzung (Prostataentzündung), Obstruktion (gutartige Vergrößerung) und Korrosion (Prostatakrebs). Probleme mit der Einspritzdüse sind insbesondere ab einer höheren Laufleistung relativ häufig. Ein Urotroniker kann dann versuchen, die Obstruktion durch chemische oder pflanzliche Benzinzusätze (Medikamente) aufzulockern.

Die Einspritzdüse: Die Prostata

Puh, jetzt wird es langsam Zeit für ein paar medizinische Informationen zur Prostata – und zwar im Ernst statt im Auto. Für uns Urologen interessant ist die Position dieser Drüse im Körper. Sie befindet sich hinter dem Schambein, unterhalb der Blase, auf dem Beckenboden, vor dem Enddarm und umschließt dabei ringförmig die Harnröhre. Diese Lage ist immer dann von Vorteil, wenn man sie vom After her abtasten möchte, hingegen eher von Nachteil, wenn man die Prostata für anstehende Reparaturen instrumentell erreichen muss. Auch deshalb, weil direkt neben der Prostata empfindliche Nerven verlaufen, welche die Erektion steuern.

Das Organ ist nur etwa kastaniengroß, aber auch hier gilt wie beim Auto: Das kleinste Bauteil kann den größten Ärger verursachen. Die von den Nebenhoden kommenden Samenleiter münden ebenso in der Prostata wie die hinter der Prostata gelegenen Samenblasen. Alle zusammen ergießen sich dort in die Harnröhre, praktisch drei Zubringerstraßen für eine Autobahn. Unser Samenerguss ist also nicht aus einem Guss, sondern aus vielen Komponenten zusammengesetzt. Die Samenflüssigkeit stammt zu etwa zwei Drittel aus den Samenblasen, zu einem Viertel aus der Prostata und zu höchstens 10 % aus Hoden und Nebenhoden.

Kaum ein Mann kennt die eigentliche Funktion der Prostata. Sie produziert ein Sekret, das den Samenzellen Nährstoffe, Mineralien und Enzyme liefert, sie so zur Bewegung anfeuert, in der Scheide schützt und ihnen am Gebärmuttermund »die Tür öffnet«. Außerdem beschleunigen die Muskelzellen das Ejakulat beim Erguss durch rhythmische Kontraktionen und verschließen dabei den inneren Schließmuskel, damit sich Urin und Samenflüssigkeit nicht vermischen können.

Gutartige Prostatavergrößerung – nicht immer gut und artig!

Warum aber wächst die Prostata bei fast jedem zweiten Mann schon ab dem 40. Betriebsjahr? Hier der Versuch zweier Erklärungen. Während ihres gesamten Lebens produzieren Männer neben ihrem Haupt-Kraftstoff Testosteron auch eine kleine Menge an Östrogen, einem weiblichen Hormon. Mit zunehmendem Alter verschiebt sich das Verhältnis etwas zu Gunsten des Östrogens. Das hatten wir ja schon.

Ein weiterer Grund: Es gibt eine aktive Unterform des Testosterons, das Dihydro-Testosteron (DHT), welches die eigentliche Triebfeder des Prostatawachstums ist. Interessant ist nun, dass trotz abnehmender Testosteron-Blutspiegel ältere Männer dennoch viel DHT produzieren können. Neben dem Alter gilt auch eine familiäre Veranlagung als Risikofaktor. Und es wurden Zusammenhänge zu Übergewicht und mangelnder körperlicher Betätigung nachgewiesen.

Nächste Frage: Warum macht die gutartige Vergrößerung früher und häufiger Beschwerden als Prostatakrebs? Um das zu verstehen, muss man sich den Aufbau der Prostata vorstellen. Sie ist vergleichbar mit einer Apfelsine aus Fruchtfleisch und Schale aufgebaut. Die gutartige Vergrößerung spielt sich meistens im Fruchtfleisch, also der Innendrüse ab, die bösartige Veränderung meistens in der Schale. Die Harnröhre verläuft jedoch mitten durch das Fruchtfleisch und wird deshalb bei der gutartigen Vergrößerung häufiger wie in einem Klammergriff abgedrückt als bei einer bösartigen Veränderung der Außendrüse. Dadurch muss die Blase gegen verstärkten

Widerstand arbeiten. Es resultieren vermehrter Harndrang, nächtliches Wasserlassen und das Gefühl einer unvollständigen Blasenentleerung. Der Harnstrahl wird schwächer und es kommt zu Nachtröpfeln.

Das Ganze passiert nicht plötzlich, sondern schleichend, und kann auf Dauer Blase und Nieren schädigen sowie Infektionen begünstigen. Manchmal jedoch, insbesondere nach Alkoholgenuss und bei längerem Einhalten des Urins (typischerweise auf Familienfesten), kann die Entleerung komplett blockiert sein. Ein solcher schmerzhafter Harnverhalt bedarf einer baldigen Behandlung und muss vom Werkstatt-Notdienst durch einen Katheter entlastet werden.

Keine Diagnose durch die Hose

Und was macht der Arzt bei Ihrem Prostata-Check? Natürlich erst mal reden! Aber neben der Erhebung der medizinischen Vorgeschichte erfolgt auch eine körperliche Untersuchung inklusive des gefürchteten Abtastens der Prostata vom After her. Dabei führt der Arzt seinen behandschuhten Finger unter Zuhilfenahme von Vaseline (nein, nicht Valvoline) in den Enddarm ein, um die Rückseite der Prostatakapsel abzutasten. So beurteilt er Größe und Beschaffenheit der Prostata und achtet auf verdächtige Verhärtungen. Wer sicher(er) gehen möchte, sollte einen PSA-Bluttest auf Prostatakrebs durchführen lassen. Dazu gleich mehr.

Der Urin wird untersucht, um Entzündungen oder Blutbeimengungen zu entdecken. Im Ultraschall werden die Prostatagröße sowie der nach dem Wasserlassen in der Blase verbliebene Restharn gemessen und die Nieren auf Steine oder Stau untersucht. Mit einer speziellen Ultraschallsonde kann vom After her die Gewebestruktur der Prostata noch besser beurteilt werden. Auf einer Spezialtoilette kann die Stärke des Harnstrahls gemessen werden und nur falls notwendig wird bei einer Blasenspiegelung mit Blick durch einen dünnen und flexiblen Schlauch der gesamte Weg durch die Harnröhre und die Prostata bis in die Harnblase beurteilt. Auf Basis dieser Informationen kann dann die Therapie geplant werden.

Weich- und Weitmacher: Prostata-Medikamente und OP

Vor allem, wenn es sich nur um leichte Reizbeschwerden handelt, vertrauen Betroffene gerne auf die Kraft der Pflanzenstoffe. Bekannte Wirkstoffe sind Sägepalmen- oder Kürbissamen-Extrakte. Die Kosten dafür werden nicht von den Krankenkassen übernommen, weil die Studienlage hierzu nicht ausreicht. Prinzipiell gibt es für die ärztliche Behandlung der gutartigen Prostatavergrößerung zwei Behandlungsoptionen: Medikamente oder Operation.

Beginnen wir mit den Medikamenten. Am verbreitetsten sind sogenannte Alphablocker, nahe Verwandte der weltbekannten Betablocker. Sie entspannen die glatte Muskulatur am Blasenausgang und in der Prostata, wodurch sich die Harnröhre öffnet und der Harnstrahl stärker wird. Die Prostatagröße selbst wird allerdings nicht verringert. Ein Vorteil der Alphablocker ist die sofortige Wirkung. Mögliche Nebenwirkungen sind Schwindel durch eine mögliche Blutdrucksenkung sowie ein rückwärtiger Samenerguss in die Harnblase, weil die Prostata beim Samenausstoß nicht mehr als Abdichtungsventil zur Blase wirken kann.

Andere Medikamente, sogenannte 5-Alpha-Reduktase-Hemmer, blockieren die Umwandlung von Testosteron in DHT, über dessen Bedeutung wir vorhin ja schon gesprochen haben. Gute Kandidaten für diese Therapie sind Männer mit einer sehr großen Prostata oder ältere Herren, die für eine OP nicht mehr in Frage kommen. Allerdings kann erst nach einer Anwendungsdauer von mindestens 3 bis 6 Monaten eine Verkleinerung der Prostata bewirkt werden. Dabei können in einigen Fällen Libido- und Potenzstörungen auftreten oder sich das Brustgewebe vergrößern, also ein »Männerbusen«

entstehen. Der Hormonhaushalt des Mannes ist nämlich sensibel. Als dritte Wirkstoffgruppe kommen blasenberuhigende Mittel zum Einsatz – insbesondere wenn weitere Begleiterkrankungen wie Zucker oder Nervenschäden vorliegen. Während einer solchen Therapie muss regelmäßig durch Ultraschall die Restharnmenge nach dem Wasserlassen kontrolliert werden, da der Blasenmuskel dann weniger Kraft für die Entleerung aufbringen kann.

In schweren Fällen kann durch einen chirurgischen Eingriff das die Harnröhre einengende Prostatagewebe entfernt werden. Die im Volksmund als »Hobelung« bekannte OP wird immer dann nötig, wenn der betroffene Mann kein Wasser mehr lassen kann, wenn hoher Restharn mit der Gefahr einer Nierenschädigung besteht, wenn häufige Harnwegsinfektionen und Blutungen auftreten oder Blasensteine bestehen. Diese »Rohrreinigung« kann mit elektrischem Hochfrequenzstrom, mittels Laser oder anderen gewebezerstörenden Energiequellen durchgeführt werden.

Überhitzung: Prostataentzündung

Eine chronische Entzündung der Prostata (Prostatitis) ist häufig, etwa 5–8 % aller Männer jenseits des 40. Lebensjahres sind davon betroffen. Sie geht mit Schmerzen im Unterbauch und Brennen beim Wasserlassen einher. Die Ursachen sind oft bakteriell, wobei die Krankheitserreger durch die Harnröhre in die Prostata gelangen. Aber Entzündungen ohne nachweisbare Bakterien sind noch häufiger. Als Risikofaktoren gelten neben Kälte und Nässe auch Reizungen beispielsweise durch Reiten, Fahrradfahren oder Motorradfahren. Autos sind hier nicht beteiligt.

> **TIPP** Schützen Sie sich vor Kälte und Nässe und besorgen Sie sich einen geeigneten Fahrradsattel!

Therapeutisch kommt daher auch nicht der ADAC, sondern meist die AAA-Therapie zum Einsatz: **A**ntibiotika gegen die Bakterien, Alphablocker zum Öffnen der Prostata und ein Analgetikum gegen die Schmerzen und die Schwellung.

Korrosion: Prostatakrebs

Prostatakrebs ist die häufigste Krebserkrankung bei Männern in Deutschland. Betroffen sind über 60 000 Männer pro Jahr. Stellen Sie sich zur Veranschaulichung ein gut gefülltes Motodrom oder Bundesliga-Fußballstadion vor. Etwa 12 000 Männer in Deutschland sterben jedes Jahr daran, was immerhin noch einem Zweitliga-Stadion voller Männer entspricht. Prostatakrebs kann also durchaus lebensbedrohlich werden. Bei vielen Betroffenen wächst er aber oft langsam und führt nicht zum Tode.

Über die genauen Ursachen von Prostatakrebs ist bislang wenig bekannt. Bei unter 40-Jährigen kommt er fast nicht vor, ab dem 45. Lebensjahr nimmt die Erkrankungswahrscheinlichkeit aber deutlich zu. Mit 65 liegt das Risiko, innerhalb der nächsten zehn Jahre zu erkranken, schon bei über 6 %. Fast jeder Pkw zeigt also gegen Lebensende zumindest leichte Anzeichen von Korrosion, wenn man genauer hinschaut. Denn wenn bei Autopsien Verstorbene auf Prostatakrebs untersucht werden, finden sich bei 7 von 10 Männern über 70 Jahren in feingeweblichen Untersuchungen schlummernde Prostatakrebszellen! Und wenn erstgradige Verwandte, also Vater und Brüder, eines Mannes von Prostatakrebs betroffen sind, so ist sein Risiko, ebenfalls daran zu erkranken, auf mehr als das Doppelte erhöht.

TIPP Gehen Sie ab 45 zur Prostata-Vorsorge!

Das weltweite Vorkommen von Prostatakrebs ist sehr unterschiedlich: Am häufigsten tritt er bei Afroamerikanern auf, am seltensten in Ostasien. Auch hier spielen wohl genetische Ursachen und die hormonelle Ausstattung eine Rolle. Selbst innerhalb Europas gibt es ein Nord-Süd-Gefälle: In den südlichen Ländern ist das Auftreten von Prostatakrebs deutlich seltener.

In diesem Zusammenhang werden auch Einflussfaktoren wie Ernährung heftig diskutiert. Die ausgewogene mediterrane Küche gilt als besonders gesund. Fettleibigkeit hingegen ist als Risikofaktor für Prostatakrebs mittlerweile anerkannt, auch wenn die genauen Zusammenhänge noch nicht geklärt sind. Zu guter Letzt scheinen auch chronische entzündliche Erkrankungen der Prostata eine wichtige Rolle bei der langfristigen Entstehung von Prostatakrebs zu spielen.

In frühen Krankheitsstadien verursacht Prostatakrebs keine Symptome. Daher ist eine Früherkennungsuntersuchung so enorm wichtig. Wenn Symptome auftreten, können sie zunächst den Symptomen bei gutartiger Vergrößerung ähneln. Daher sollten man aufmerksam werden, sobald man eines der folgenden Anzeichen bemerkt: häufiges Wasserlassen, erschwertes Wasserlassen mit oder ohne Brennen, abgeschwächter Harnstrahl, Blutbeimengungen im Urin oder Sperma, dumpfe Schmerzen im Beckenbereich oder Rücken, Appetitlosigkeit oder Gewichtsverlust. Schmerzen hat man erst in fortgeschrittenen Stadien, wenn der Krebs die Prostatakapsel verlassen hat und in die benachbarten Nerven eingewachsen ist oder sogar in die Knochenstrukturen der Wirbelsäule abgesiedelt hat.

PSA-Wert: Panik-stimulierendes Antigen?

Nein, die Abkürzung PSA steht für **P**rostata-**s**pezifisches **A**ntigen – ein Eiweiß, das nur in der Prostata produziert wird. Der Wert hilft uns Ärzten bei der frühen Erkennung von Prostatakrebs. Die Bestimmung erfolgt durch eine einfache Blutentnahme. Im Blut von Männern mit einer gesunden Prostata wird nur sehr wenig PSA gefunden. Es gibt auch keinen strengen Normalwert. Nach intensivem Fahrradfahren oder einem Samenerguss kann der PSA-Level für 24 bis 48 Stunden erhöht sein. Also zwei, drei Tage vor der Blutentnahme dann doch lieber mit dem Auto fahren, PS statt PSA! Andere mögliche Gründe für einen erhöhten PSA-Level können eine gutartige Vergrößerung oder eine Entzündung der Prostata sein. Es erscheint logisch, dass eine größere Prostata mehr von diesem Eiweiß produziert als eine kleine Drüse. Und in die Beurteilung des Wertes fließen auch das Alter, der Ausgangswert und die Anstiegsgeschwindigkeit ein.

> **TIPP** Lassen Sie sich zum PSA-Wert beraten!

Bei frühzeitiger Therapie sind die Heilungschancen von Prostatakrebs mit über 70 % sehr gut. Seit Einführung des PSA-Wertes konnte so die Sterblichkeitsrate in Deutschland um über 20 % gesenkt werden. Wer jetzt denkt, das sei doch alles prima, dem muss ich leider etwas Wasser in den Wein gießen. Es kann nämlich trotz PSA-Testung ein Prostatakrebs übersehen werden oder trotz erhöhtem PSA manchmal kein Karzinom gefunden werden, sodass der Patient vermeintlich unnötige Prostatagewebe-Entnahmen (»Stich«-Proben) über sich ergehen lassen und in dieser Unsicherheit leben muss. Ein weiteres »Risiko« ist die Entdeckung von sehr kleinen oder langsam wachsenden und wenig aggressiven Tumoren, die unbehandelt nie zu Problemen geführt hätten. Es besteht also die Gefahr einer Übertherapie. Aus diesen kontrovers diskutierten Gründen wird die PSA-Bestimmung derzeit in Deutschland von den Kostenträgern noch nicht übernommen und muss im Einzelfall selbst bezahlt werden, Teilkasko halt!

Stahl und Strahl: Operation und Bestrahlung

Eine gute Werkstatt erkennt man daran, dass sie nicht immer die aufwendigste Reparatur empfiehlt. Dies gilt auch und insbesondere für die Prostata. Kleine und nur wenig aggressive Prostatakarzinome können unter Umständen beobachtet, müssen aber auf jeden Fall engmaschig kontrolliert werden.

Dieses Vorgehen nennt man dann aktive Überwachung oder »active surveillance«.

Ein lokalisierter, also auf die Prostata begrenzter Tumor kann aber auch grundsätzlich operiert werden. Die operativen Verfahren unterscheiden sich vorwiegend durch technische Aspekte (Schnittoperation, Bauchspiegelung, roboterassistierte Operation). Das Prinzip der kompletten Organentfernung unter Schonung der benachbarten Strukturen ist jedoch immer das gleiche. Entscheidend ist die Erfahrung des Operateurs mit dem jeweiligen Vorgehen. Ein guter Pilot wird Sie um die bekannten Risiken wie Urinverlust (Inkontinenz) und eine verschlechterte Gliedversteifung (Impotenz) gekonnt herummanövrieren. Alternativ kann die Prostata auch von außen oder innen bestrahlt werden. In den letzten Jahren wurden für OP und Bestrahlung große technische Fortschritte erzielt und so die Raten von Nebenwirkungen deutlich gesenkt.

Die Entscheidung zwischen Operation und Bestrahlung ist eine sehr grundlegende und wichtige. In den meisten Fällen sind die Heilungschancen einer Strahlentherapie gleichwertig zur Operation, alleine das Nebenwirkungsspektrum unterscheidet sich. Hier stehen Probleme beim Wasserlassen, Reizungen des Enddarms und im Vergleich zur OP verzögert auftretende Erektionsstörungen im Vordergrund. Bei sehr alten und vorerkrankten Patienten wird manchmal der Krankheitsverlauf einfach nur beobachtet, weil eine mögliche Therapie risikoreich wäre und mehr schaden als nutzen könnte. Dieses Vorgehen heißt dann beobachtendes Abwarten (watchful waiting). Hat der Prostatakrebs hingegen Absiedlungen in Lymphknoten, Organen oder Knochen gebildet, so ist in der Regel eine systemische, also den ganzen Körper betreffende Therapie erforderlich. Hierzu stehen verschiedene Hormon-, Chemo- und ganz neue Medikamententherapien zur Verfügung. Es ist dann zwar keine Heilung mehr möglich, aber oft kann ein deutlicher Gewinn an Lebenszeit erzielt werden.

FUN FACTS: WASSERLASSEN

- Das Gesetz des Pinkelns: Alle Säugetiere, zu denen wir ja auch gehören, benötigen im Durchschnitt 21 Sekunden zum Urinieren.
- Don't worry, pee happy! Das erlösende Gefühl einer Blasenentleerung wird auch »Pee-Phorie« genannt. Urophilie hingegen bezeichnet eine sexuelle Stimulation durch das Urinieren oder den Urin selbst, beispielsweise als »golden shower«. Und wo wir gerade bei Begriffserklärungen sind: Paruresis bezeichnet die Angst, auf öffentlichen Toiletten zu pinkeln, worunter immerhin 7–10 % der amerikanischen Männer leiden sollen.
- Wir Männer sind zwar schlau, aber auch leicht zu beeinflussen. Als Paradebeispiel dafür gilt die im Urinal abgebildete Fliege. Der Hersteller dieser Fliegen-Urinale schätzt, dass dadurch die Trefferquote beim Wasserlassen so erhöht wird, dass die Reinigungskosten öffentlicher Toiletten um rund 20 % gesenkt werden können. Verhaltensökonomen nennen diesen Effekt »Nudging«. Ich sage: Toi, toi, toi für alle Toilettenschützen!
- Ein wenig dusselig sind wir Männer aber wohl auch. Allein in Großbritannien fallen jedes Jahr mehr als 850 000 Handys in die Toilette. Und über 200 Männer sterben jährlich, weil sie beim Pinkeln über die Reling ihres Bootes fallen.
- Die Prostata gilt als eine erogene Zone, also der G-Punkt des Mannes. Sie kann durch eine sanfte Tantra-Massage über den Damm oder den Anus stimuliert werden.

Checkliste

IPSS: Internationaler Prostata-Symptom-Score

Antwortmöglichkeiten

- **0** niemals
- **1** seltener als in einem von fünf Fällen
- **2** seltener als in der Hälfte aller Fälle
- **3** ungefähr in der Hälfte aller Fälle
- **4** in mehr als der Hälfte aller Fälle
- **5** fast immer

Die Angaben beziehen sich auf die letzten 4 Wochen.

Wie oft hatten Sie das Gefühl, dass Ihre Blase nach dem Wasserlassen nicht ganz entleert war?	☐
Wie oft mussten Sie innerhalb von 2 Stunden ein zweites Mal Wasser lassen?	☐
Wie oft mussten Sie beim Wasserlassen mehrmals aufhören und wieder neu beginnen?	☐
Wie oft hatten Sie Schwierigkeiten, das Wasserlassen hinauszuzögern?	☐
Wie oft hatten Sie einen schwachen Strahl beim Wasserlassen?	☐
Wie oft mussten Sie pressen oder sich anstrengen, um mit dem Wasserlassen zu beginnen?	☐
Wie oft sind Sie im Durchschnitt nachts aufgestanden, um Wasser zu lassen?	☐
Summe der Punkte (bitte auch auf S. 249 übertragen!)	☐

Auswertung

0–7 Gesamtpunkte	=	leichtgradig symptomatisch
8–19 Gesamtpunkte	=	mittel- bzw. mäßiggradig symptomatisch
20–35 Gesamtpunkte	=	hochgradig symptomatisch

Quelle: Deutsche Gesellschaft für Urologie e.V. (kj)
Literatur: Cockett ATK et al. Recommendations of the International Consensus Committee concerning Prostate Symptom Score (IPSS) and Quality of Life Assessment; in The 2nd International Consultation on Benign Prostatic Hyperplasia (BPH). Patronized by WHO. SCI 1994: pp. 553-55.

Die Zündkerze: Der Penis

Auch in diesem Kapitel bleibe ich zunächst noch bei der rein äußerlichen Beschreibung des Penis. Seine (Fehl-)Funktionen und Geschlechtskrankheiten besprechen wir später im Kapitel »Sex«. Schließlich soll der Spannungsbogen im Buch ja so straff bleiben wie ein gut sitzender Keilriemen.

Den meisten Diskussionsstoff bietet gemeinhin die Penisgröße. Wenn »die Rute berechnet wird«, kommt man im Ruhezustand auf durchschnittlich 9 cm und in voller Größe auf 13 cm. Damit liegen wir Deutschen im europäischen Vergleich von 25 Ländern auf Rang 10, wenn man den Daten des »Instituts für Kondom-Beratung«, die an 10 000 Männern per Selbstmessung online erhoben wurden, Glauben schenken darf. Germany 10 points. Den Grand Prix d'érection gewinnen dabei die Franzosen mit über 15 cm und die rote Laterne haben die Griechen mit nur gut 10 cm.

Man sollte sich dabei immer bewusst machen, dass bei einem Mittelwert naturgemäß die eine Hälfte der Bevölkerung unterhalb dieses Wertes rangiert. Nur, dass niemand zu dieser Hälfte gehören möchte!

In einer Befragung von über 25 000 Männern waren nur 55 % zufrieden mit ihrer Penisgröße, 45 % wünschten sich einen größeren und nur 0,2 % einen kleineren Penis. Umgekehrt zeigten sich die meisten Frauen aber zufrieden mit der Penisgröße ihrer Partner, die keinen Einfluss auf die Wahrscheinlichkeit habe, einen Orgasmus zu erreichen. Erst wenn ein erigiertes Glied kleiner als 4–5 cm ist, spricht man von einem »Mikropenis«. Alles andere ist normal und nicht behandlungsbedürftig. Und bis zum Ende der Teenagerjahre besteht durch die Testosteroneinwirkung noch eine spontane Wachstumstendenz.

Von allen angebotenen Streckvorrichtungen ist tunlichst abzuraten, da es zu kleinsten Gefäßverletzungen und Schwellkörpernarben kommen kann.

Das beste Training ist regelmäßiger Geschlechtsverkehr. So steigert man die Durchblutung und die Sauerstoffversorgung. Der Körper macht dieses Training nachts ja auch selbst, Stichwort nächtliche Erektionen und »Morgenlatte«. Im Volksmund (sorry, liebe Damen, für die unvermeidliche Zweideutigkeit der Formulierung) unterscheidet man gemeinhin zwei Penistypen: den Grower und den Shower, oder zu Deutsch den (häufigeren) Blutpenis, der sich bei Erektion deutlich ausdehnt und verlängert, und den »Fleischpenis«, der schon im Ruhezustand recht groß erscheint, aber bei Erektion nicht mehr viel an Länge zunimmt.

TIPP

Geschlechtsverkehr ist das beste Training für alle Funktionen des Genitalsystems!

Sturmhaube: Die Vorhaut

Die Vorhaut ist das vordere Ende der verschiebbaren Penisschafthaut. Sie bedeckt im Ruhezustand schützend die Eichel und dient bei Erektion als Reservehautfalte. Während außen eine »normale« Hautschicht zu finden ist, hat der innere Teil eine schleimhautartige Funktion. Aus dem Sekret der Talgdrüsen und der Hautzellen bildet sich hier eine weißlich-gelbliche, teigige Masse, das sogenannte Smegma. Diese Ablagerung enthält zusätzlich Schweiß, Urin, Hautschüppchen und Bakterien. Smegma sollte regelmäßig mit lauwarmem Wasser entfernt werden, um einer Geruchsbildung oder Entzündungen der Eichel vorzubeugen.

Denn eine Eichelentzündung (Balanitis) tritt am häufigsten bei unbeschnittenen Männern auf. Gelegentlich als Pilzinfektion in Folge einer lokalen oder generellen Schwächung des Immunsystems oder als ein Befall durch andere Hautkrankheiten wie beispielsweise Schuppenflechte. Bei älteren Herren muss als häufige Ursache an eine Zuckerkrankheit gedacht werden. Aber auch junge Männer sollten nun sehr, sehr gut zuhören: Auch durch das Gegenteil, nämlich übertriebene Hygiene und allzu intensive Anwendung basischer Seifen und Duschgels entsteht die sogenannte »Overtreatment Balanitis«. Dies geht weit über die rituelle Autowäsche am Car-Samstag hinaus.

Mehrfach in der Woche sehe ich junge Männer mit diesen Beschwerden und sie sind nur sehr schwer vom Gegenteil zu überzeugen. Erst durch drastische Vergleiche wird ihnen klar, wie sehr sie ihre Haut überfordern. Schließlich wäscht sich ja auch niemand mit Kernseife den Mund aus oder verwendet Terpentin auf seinem Autolack! Verständlich?

Entscheidung zur Beschneidung

Wir steigen jetzt nicht in die soziokulturelle Diskussion einer rituellen Beschneidung bei Kindern ein, sondern bleiben gezielt bei der Zielgruppe dieses Buches, dem erwachsenen Mann.

Etwa jeder fünfte deutsche Mann ist beschnitten. Medizinisch notwendig wird eine Beschneidung nur dann, wenn durch Entzündungen oder Vernarbungen eine Enge (Phimose) aufgetreten und kein Geschlechtsverkehr mehr möglich ist. Immer häufiger wird die Erwachsenen-Beschneidung aber auch als Wunschleistung angefordert. Befürworter sagen: Das Risiko einer Harnwegsinfektion sinkt, die Keimbesiedlung der Eichel wird geringer und das HIV-Ansteckungsrisiko reduziert sich. Durch bessere Hygiene könne eine Beschneidung Peniskrebs im höheren Alter vorbeugen. Und weniger Smegma reduziere auch die Geruchsbildung. Mit einer reduzierten Empfindlichkeit des Penis sei längerer Sex möglich. Ohne Vorhaut sehe der Mann ästhetischer aus.

Während die Befürworter also »Haut ab!« fordern, entgegnen ihnen die Gegner mit ähnlicher Wortwahl, aber anderer

Bedeutung: »Haut doch ab!« Sie argumentieren, dass der schützende Effekt der Vorhaut für die Eichel wegfalle. Auch andere Funktionen gingen verloren. Die Vorhaut diene der Produktion von Sexuallockstoffen (Pheromonen) und spiele sogar eine Rolle im Immunsystem. Auch verliere man Empfindsamkeit, weil in der Vorhaut Tausende empfindliche Rezeptoren steckten. Die Masturbation sei bei beschnittenen Männern oft nur mit Gleitgel möglich. Eine Beschneidung sei eine schwere Traumatisierung mit irreparablen körperlichen Schäden. Die OP berge eine Gefahr von Nachblutungen, Verengungen der Harnröhrenöffnung, Infektionen und Verletzungen der Eichel. Neben kosmetischen gebe es auch psychische Folgen wie ein reduziertes Selbstwertgefühl oder ein Gefühl der Unvollständigkeit. Der Trend zur Beschneidung sei eine Modeerscheinung, vergleichbar mit der Genitalrasur.

Möchten Sie meine Meinung dazu hören? Die einen fahren lieber geschlossen, die anderen Cabriolet, Geschmackssache!

FUN FACTS: PENIS

- Der durchschnittliche Menschen-Penis ist viel größer, als er sein müsste. Im Vergleich zu anderen Säugetiermännchen ist er in Relation zu den Weibchen übergroß.
- Es gibt Vermutungen, dass Unterschiede in der Penisgröße zwischen Bevölkerungsgruppen auf der Erde darauf zurückzuführen sind, dass die Evolution Männer in solchen Regionen mit einem größeren Penis ausgestattet hat, in denen eine größere »Konkurrenz um die Weibchen« besteht.
- Wie die Nase eines Mannes? Entgegen der weit verbreiteten Meinung gibt es keinen nachgewiesenen Zusammenhang zwischen der Schuhgröße oder der Nasenlänge und der Penisgröße. Einzig für das Längenverhältnis des Ringfingers zum Zeigefinger konnten Untersuchungen einen Zusammenhang sehen. Je länger der Ringfinger im Vergleich zum Zeigefinger ist, umso größer sei der Penis.
- Langjähriges Rauchen kann die Penisgröße um bis zu einen Zentimeter verringern.
- Etwa 1–2 % aller Männer tragen ein Piercing als Penisschmuck. Das verbreitetste Modell ist das sogenannte Prince-Albert-Piercing, das von der Harnröhre ausgehend durch die Penisschaftwand an der Unterseite direkt in die Eichelkranzfurche verläuft.
- Es gibt zwar keinen Knochen im Penis, aber dennoch das Krankheitsbild der Penisfraktur. Dieses bezeichnet einen Einriss der Schwellkörperhülle durch Abknicken des Penis beim Geschlechtsverkehr.
- Der chinesische Tao-Meister Mo Ka Wang hat 1995 mit seinem Penis ein Gewicht von 120 kg gestemmt.
- Rund 4000 Nervenenden befinden sich auf der Eichel. Frauen sind aber auch auf diesem Gebiet noch empfindsamer: In der Spitze der Klitoris sind es sogar etwa 8000 Rezeptoren.

Die Batterien: Die Hoden

Die Hoden können aus zwei zündenden Gründen als die Batterien des Mannes bezeichnet werden. In ihnen werden einerseits die Spermien, unsere Zündfunken, andererseits das männliche Geschlechtshormon Testosteron, unser wichtigster »Kraftstoff«, gebildet. Das Innenleben der Hoden besteht aus 200 bis 300 parallel geschalteten »Zündspulen«, den Hodenläppchen, in deren Samenkanälchen die Spermien heranreifen. Die Länge dieser Samenkanälchen würde sich ausgerollt auf ca. 500 Meter erstrecken. Die Nebenhoden liegen den Hoden kappenartig auf. Sie bestehen aus einem stark gewundenen 4–6 m langen Nebenhodengang und dienen der weiteren Ausreifung und Lagerung der Samenzellen. Von den Nebenhoden gelangen die gereiften Samenzellen über den Samenleiter und die Harnröhre beim Samenerguss an die frische Luft.

Beim Embryo liegen die Hoden noch in der Bauchhöhle. Sie wandern aber bis zur Geburt in den Hodensack hinab. Nur dort herrscht die ideale Temperatur für die Produktion und Lagerung der Spermien. Erst ab der Pubertät entwickeln sich die länglich-ovalen Hoden zu ihrer vollen Größe von etwa 4–5 cm von »Plus- zu Minuspol« und einem Volumen von knapp 20 ml. Ab dem 50. Lebensjahr geht die Größe wieder ein wenig zurück. Liegt das Hodenvolumen unterhalb von 8 ml, ist davon auszugehen, dass die Spermienproduktion nur eingeschränkt funktioniert. Testosteron wird dagegen teilweise auch noch bei einem Volumen von nur 1,5 ml produziert. Ein Schrumpfen beider Hoden kann durch langjährigen Alkoholgenuss, einen chronischen Leberschaden oder durch Doping verursacht sein. Wer anabole Steroide von außen zuführt, drosselt damit die Eigenproduktion. Ein Mann kann notfalls aber auch ohne Hoden überleben, da andere Organe wie die Nebennieren ebenfalls in geringem Maße Testosteron produzieren.

Batterie-Korrosion: Hodenkrebs

Hodenkrebs ist die häufigste Krebsart zwischen 20 und 45 Betriebsjahren. So hat in den vergangenen fünf Jahrzehnten die Zahl der Hodenkrebsfälle in den westlichen Industrieländern deutlich zugenommen. Die Ursachen dafür sind noch nicht vollständig geklärt. Genetische Störungen der Stammzellen, Umweltgifte und Hormonstörungen während der Schwangerschaft werden diskutiert. Als gesicherter Risikofaktor gilt vor allem ein Leistenhoden. In die Autosprache übersetzt: Die betroffene Batterie war in Youngtimer-Jahren (Kindesalter) zu lange im Motorraum (Bauchraum) statt im Softcase des Frontspoilers (Hodensack) eingelagert. Dieser Zustand sollte spätestens bis zum Ende des ersten Lebensjahres behoben sein, um das Risiko einer Entartung oder Fehlfunktion in späteren Jahren zu minimieren.

Ob ein Tumor vorliegt, kann Mann am besten selbst ertasten, denn er macht sich zumeist als schmerzlose Verhärtung bemerkbar. Die clevereren Exemplare unserer Gattung delegieren diesen regelmäßigen Kontrollgriff an die Partnerin. Wird so ein Hodentumor gefunden, lässt er sich oft gut behandeln. Die Erfolge liegen in frühem Stadium bei 98 bis 100 %! Meist ist die einseitige Entfernung des betroffenen Hodens nicht zu vermeiden.

> **TIPP** Tasten Sie regelmäßig Ihre Hoden auf Verhärtungen ab!

Je nach Art des befallenen Hodengewebes werden verschiedene Tumorarten unterschieden, nach denen sich dann auch die Therapie richtet. Manchmal ist zusätzlich eine Chemotherapie oder eine Strahlentherapie (also eine Art Hochdruckreinigung) notwendig, um diese Erfolgsrate zu erreichen. Dennoch bleibt die Funktionsfähigkeit des verbliebenen Hodens in Bezug auf Hormon- und Spermienproduktion in der Regel weitgehend erhalten. Engmaschige Inspektionen in den ersten Jahren nach der Therapie sind unbedingt notwendig. Der verlorene Hoden kann auf Wunsch durch eine Silikonprothese als »Notrad« ersetzt werden.

Kabelbaumverdrehung: Hodentorsion

Die Hoden hängen am Samenstrang frei im Hodensack – und zwar in unterschiedlicher Höhe, damit sie beim Gehen nicht gegeneinanderschlagen. Meist hängt dabei der linke Hoden tiefer. Bei Kälte oder einer Berührung der Oberschenkelinnenseite ziehen die Muskeln des Samenstranges die Hoden nach oben, ein uralter Schutzreflex des Körpers, der sogenannte Cremaster-Reflex. Noch bildlicher könnte man sich den Reflex umgekehrt vorstellen: Bei fixierten Hoden würde sich der Oberkörper nach vorne beugen. Aber Spaß beiseite: Der Samenstrang ist nicht nur die Aufhängung, sondern auch der Kabelbaum des Hodens. In ihm laufen Arterien und Venen sowie Nerven und der Samenleiter, in dem beim Samenerguss die Spermien transportiert werden.

Es kommt vor, dass das Drehmoment dieser Bauteile auf eine harte Probe gestellt wird. Bei einer Hodentorsion kommt es durch Verdrehung des Samenstranges zu einer akuten Unterbrechung der Durchblutung. Ursachen sind oft falsche Bewegungen, zum Beispiel beim Sitzen auf einem Fahrradsattel oder beim Sport. Häufig tritt eine solche Verdrehung in sehr jungen Jahren auf.

Und Achtung: Um größere Schäden zu vermeiden, erfordert eine Torsion die sofortige Vorstellung in der Werkstatt, da nach 4 bis 6 Stunden ohne Ölzufuhr ein kompletter und dauerhafter Batterieschaden (Hodenverlust) droht.

Akku-Überhitzung: Nebenhodenentzündung

Die Entzündung eines Nebenhodens macht sich oft mit einer massiven Schwellung, starken Schmerzen und einer deutlichen Überwärmung bemerkbar. In den allermeisten Fällen ist nur eine Seite betroffen. In der Regel gelangen die Erreger aus der Harnröhre oder der Prostata über den Samenleiter bis zum Nebenhoden. Man spricht dann von einer aufsteigenden Infektion. Durch eine solche Akku-Überhitzung kann es zu starken Vibrationen am gesamten Fahrgestell kommen (Schüttelfrost). Sie wird behandelt durch das Tanken von Zusatzstoffen wie Antibiotika, abschwellenden Medikamenten und Schmerzmitteln.

Darüber hinaus sollte das gesamte KFZ (Körper-Fieber-Zentrum) nicht bewegt werden und vorläufig in der Garage (also im Bett) verbleiben. Der Hodensack kann mit kalten Umschlägen runtergekühlt und bei Bedarf hochgelagert werden. Wichtig ist die komplette Ausbehandlung, denn eine verschleppte Entzündung kann zu einer Verklebung der Samenkanälchen und somit zur Unfruchtbarkeit führen, was uns wiederum zum nächsten Thema führt – dem Zündgemisch (Ejakulat):

Das Zündgemisch: Das Ejakulat

Das »Einspritzvolumen« beim Samenerguss eines Mannes füllt ungefähr einen Teelöffel entsprechend einer Menge von 2–6 ml. Zwischen seinem 15. und 60. Betriebsjahr hat ein gesunder, durchschnittlich sexuell aktiver Mann bis zu 8000 Ejakulationen – das sind summa summarum zwischen 20 und 50 Liter Sperma! In jeder Portion sind 80 bis 300 Millionen Samenzellen enthalten. Zum Volumen tragen die Spermien aber nur deutlich unter 5 % der Gesamtmenge eines Samenergusses bei. Die Größe eines menschlichen Spermiums ist mit 0,06 mm winzigst. Würde man aber die durchschnittliche Spermienanzahl pro Samenerguss aneinanderreihen, käme man auf eine Länge von fast 2 km für eine einzige Ejakulation.

Ab der Pubertät läuft die Produktion von Samenzellen lebenslang, ununterbrochen und rund um die Uhr. In jeder

Sekunde stellen die Hoden bis zu 1000 Spermien her. Hochgerechnet sind das fast 90 Millionen Samenzellen pro Tag und auf ein Jahr gesehen macht das stolze 33 Milliarden Spermien! Kein Mann muss aber Angst haben, dass seine Hoden durch die Menge des produzierten Spermas anschwellen. Der Körper baut überschüssiges Sperma wie einen Bluterguss wieder ab oder stößt es durch spontane nächtliche Samenergüsse aus. Dennoch dauert es 2 bis 3 Monate, bis sich aus den Vorstufen der Keimzellen befruchtungsfähige Spermien entwickelt haben. Jede dieser fertigen »Kaulquappen« hat nur ein Ziel: eine Eizelle zu suchen und diese zu befruchten. Dazu enthält die Samenflüssigkeit mehr als 30 verschiedene Enzyme und Nährstoffe. Die wichtigsten sind Zink, Magnesium, Calcium, die Vitamine C und B12, Fruktose und Prostaglandine.

Während der Ejakulation verlassen die Spermien den Penis noch ganz euphorisch mit einer Geschwindigkeit von ca. 17 km/h. Am Ziel in der Vagina angekommen, schalten sie drei Gänge zurück und benötigen für 2 mm eine Stunde. Fehlende Motivation kann man ihnen aber dennoch nicht vorwerfen. Ein Spermium muss etwa 800 Mal mit dem Schwanz schlagen, um einen Zentimeter voranzukommen. Direkt nach dem Erguss ist das Sperma noch ein ziemlich zähflüssiger Klumpen. Dieser »Airbag« dient dem Schutz der Samenzellen in der sauren Scheide. Nach etwa 15 bis 30 Minuten verflüssigt sich das Sperma und die Samenzellen können losschwimmen. Sie folgen dabei einem inneren Navigationssystem und chemischen Wegweisschildern: Erst geht's durch die Scheide, dann durch den Muttermund in die Gebärmutter und von dort nach rechts oder links hinauf in die Eileiter – immer auf der Suche nach einer befruchtungsfähigen Eizelle.

Die Überlebensdauer der Spermien beträgt in der Vagina nur einige Stunden. Denn dort herrschen wegen des »sauren Klimas« schlechte Überlebensbedingungen sowohl für willkommene als auch für ungebetene Eindringlinge – ein Schutzmechanismus der Frau vor Infektionen. Hat die Samenzelle aber die besucherfreundliche Gebärmutter einmal erreicht, kann sie dort 4 bis 5 Tage oder länger überleben.

Vom eigentlichen Samenerguss zu unterscheiden sind die bekannten »Lusttropfen«, die bei sexueller Erregung schon vor dem Erguss gebildet werden. Diese glasklare Flüssigkeit aus Nebendrüsen der Harnröhre ist sozusagen eine Reinigungskraft vor der großen Fete. Sie spült die Harnröhre, neutralisiert Urinrückstände, befeuchtet und poliert die Eichel. Aber auch das Reinigungspersonal feiert ein wenig mit, denn in den Lusttropfen können schon Spermien enthalten sein, die eine (oft ungewollte) Schwangerschaft auslösen können. Bei gewollten Schwangerschaften hingegen tritt bei einem fruchtbaren Paar eine solche nach ca. 3 bis 4 Monaten ein, also mit einer Wahrscheinlichkeit von etwa 30 % pro Rennrunde, sprich Monatszyklus. Von dieser Statistik ausgehend spannen wir einen großen Bogen zum Gegenteil, der ausbleibenden Schwangerschaft.

Fehlzündungen: Unfruchtbarkeit

Bei fast jedem fünften Paar im fortpflanzungsfähigen Alter bleibt trotz ungeschütztem Geschlechtsverkehr über mehr als ein Jahr eine Schwangerschaft aus – womit die Definition der sehr unschönen Bezeichnung »Unfruchtbarkeit« erfüllt wäre. Genauso unschön ist die dann folgende Diskussion über die »Schuldfrage«. In etwa einem Drittel der Fälle liegt die Ursache beim Mann. Die generelle Abnahme der Spermienqualität in der westlichen Welt sorgt derzeit für große Sorge, es gibt fast schon einen Eklat um das Ejakulat.

Bereits seit den 1970er-Jahren ist in Westeuropa die Zahl der Spermien pro Milliliter um mehr als die Hälfte gesunken und auch die Beweglichkeit der Spermien ist rückläufig. Dieser Trend ist auf anderen Kontinenten wie Südamerika, Asien oder Afrika nicht dokumentiert. Zwar liegen wir mit 50 bis 60 Millionen Spermien pro Milliliter noch deutlich über dem von der WHO geforderten Referenzwert von mindestens 15 Millionen Spermien je Milliliter, aber der Trend ist beängstigend, eine Art innerer Klimawandel.

Die möglichen Ursachen sind äußerst vielfältig: von Hodenkrankheiten wie Leistenhoden, Krampfader, Infektion mit Verschluss der Samenleiter bis hin zu hormonellen Störungen, Übergewicht, schweren Allgemeinerkrankungen, Operationen und Traumata.

An dieser Stelle kurz ein Wort zur Hoden-Krampfader: Die sogenannte Varikozele ist eine Erweiterung der Venen am Samenstrang. Solche Krampfadern hat etwa jeder zehnte Mann und sie treten zu 90 % am linken Hoden auf. Dies hat mit dem Verlauf der blutabführenden Venen zu tun. Die rechte Hodenvene gleicht einer Autobahn ohne Stau, links aber ist eine Ampelkreuzung in Höhe der Nierenvene eingebaut, was häufig zu einem Rückstau und manchmal auch zu einem Hupkonzert (also Schmerzen) führen kann. Durch eine Überwärmung des Hodens mit zurückfließendem Blut kann es gelegentlich zu Fruchtbarkeitsstörungen kommen. Dann ist auch hier der Werkstattmeister gefragt, der in solchen Fällen eine Verödung der Krampfader durchführen wird …

Zurück zum Sperma: Als Ursachen für die abnehmende Spermienqualität werden auch äußere Einflüsse wie Umweltverschmutzung, Pflanzenschutzmittel, Hormone in Lebensmitteln, Stress und elektromagnetische Strahlung durch das Handy in der Hosentasche heiß diskutiert. Apropos »heiß«: Selbst häufige heiße Wannenbäder oder mehrstündiges tägliches Sitzen vor dem Fernseher wurden beschuldigt. Sogar die Unterwäsche spielt offenbar eine Rolle: Eine Untersuchung bei 600 Männern fand bei denen, die normalerweise Boxershorts tragen, eine im Vergleich zu Slipträgern um 25 % höhere Spermienkonzentration. Wahrscheinlich ist es wie so oft im Leben ein Zusammenspiel mehrerer Faktoren. Nur zum Rauchen kann man sagen: Das ist definitiv schlecht für die Spermienzahl!

Den »Fehler auslesen« kann der Fachmann durch eine Samenanalyse. Für dieses sogenannte Spermiogramm wird Sperma nach drei- bis fünftägiger Enthaltsamkeit mittels Masturbation gewonnen. Nach einigen Minuten verflüssigt sich das Sperma von alleine, dann werden einige chemische Tests und die mikroskopische Beurteilung der Samenzellen mit Hinblick auf ihre Konzentration, Beweglichkeit und Form durchgeführt. In Amerika wird gerade eine App entwickelt, mit der man über ein optisches Zubehörteil eine orientierende Samenanalyse bereits zu Hause per Smartphone durchführen kann. Gibt es Fehlfunktionen, so kennt der Praktiker mehrere Möglichkeiten, den »Zündzeitpunkt richtig einzustellen«.

Nahrungsergänzungsmittel mit einem Nährstoffcocktail für die Spermien unterstützen die Therapie. In manchen Fällen wird der Fachmann jedoch nicht umhinkommen, die Zündung zu überbrücken, also eine künstliche Befruchtung durchzuführen.

Zündunterbrechung: Sterilisation

Wenn ein Mann eine Zündunterbrechung durchführen lässt, dann werden dabei die beiden Samenleiter im Rahmen einer kleinen ambulanten Operation (sogenannte Vasektomie) durchtrennt, ein kurzes Zwischenstück entfernt und die losen Enden zugeschweißt und umgenäht. Damit wird der Transport der Spermien dauerhaft unterbrochen. Wichtig zu wissen ist: Die Batterien werden dabei nur abgeklemmt, aber nicht entladen. Die Hormonproduktion bleibt erhalten. Eine Vasektomie ist also bitte nicht zu verwechseln mit einer Kastration, bei der die Hoden operativ entfernt werden und ihre Funktion auch hormonell stillgelegt wird. Die Werkstattkosten für den Eingriff werden übrigens so wie alle Verhütungsmethoden nicht von Ihrer Teilkasko-Versicherung übernommen. Zur Vergütung der Verhütung fällt eine Selbstbeteiligung von etwa 400–500 € an.

FUN FACTS: HODEN UND SPERMA

- Die Hoden entwickelten sich evolutionsbiologisch schneller als das Gehirn. Keine wirklich überraschende Information, wie ich finde.
- Trendkost statt Trennkost: Das aztekische Wort »Avocado« bedeutet Hoden. Wir liegen also voll im Trend, Männer!
- Das aktuelle Befinden und der körperliche und geistige Zustand des Mannes könnten einen Einfluss auf das in den Spermien enthaltene Genmaterial haben. Beim Durchlaufen des Nebenhodens könnte die sogenannte »Epigenetik« der Spermien verändert werden.
- In Studien erhöhte Cannabis-Konsum das Hodenkrebsrisiko um 50 % und verminderte die Fruchtbarkeit um etwa 30 %, möglicherweise bedingt durch einen Eingriff in die Steuerung des Hormonhaushalts.
- Erstaunlicherweise soll Kokain das Hodenkrebsrisiko senken. Das könnte daran liegen, dass Kokain die Keimzellen im Hoden zerstört – und zwar sowohl gesunde als auch erkrankte. Aus meiner Sicht eine extrem fragwürdige Vorbeugemaßnahme.
- Sperma enthält sogenanntes Spermin, welches hautglättende Eigenschaften hat und wirksam gegen Akne sein soll. Alles Weitere sei nun Ihrer Fantasie überlassen!
- Inhaltsstoffe des Spermas wie Serotonin und Prolaktin, die antidepressiv wirken, gelangen über den Genitaltrakt auch in den Blutkreislauf der Partnerin. So seien Frauen, die über den Unterleib Kontakt zum Sperma ihres Partners haben, seltener von Depressionen betroffen als jene, die mit Kondom verhüten.
- Frauen können allerdings auch allergisch auf Sperma reagieren. Mir ist sogar der Fall einer bemitleidenswer-

ten Krankenschwester bekannt, die sowohl unter einer Sperma- als auch einer Latexallergie litt. Eine schier ausweglose Zwickmühle!

- Spanische Forscher zeigten Frauen Fotos von Männern mit guter, mittlerer und schlechter Spermaqualität, verbunden mit der Bitte, den attraktivsten Mann auszuwählen. Ohne dass sie es wussten, entschieden sich die Frauen intuitiv häufiger für die Männer mit der besseren Spermaqualität.

BORDCOMPUTER
Gehirn und Psyche

Ihre Steuer-Erklärung

Insbesondere uns Männern wird ja gerne nachgesagt, dass wir nicht mehrere Dinge auf einmal erledigen könnten. Halt, halt! Das ist natürlich ein krasses Vorurteil und leicht widerlegbar. Schließlich können wir im Liegen einen sitzen und gleichzeitig einen stehen haben. Dieses männliche Multitasking funktioniert sogar ganz ohne Hirn. Nicht so das Autofahren. Hier sollten wir unser Hirn einschalten und auf Alkohol komplett verzichten.

Nur dann können wir uns beim Autofahren hundertprozentig auf unsere männliche Steuereinheit verlassen und unser ganzes Geschick, unsere wache Konzentration und noch viele weitere kognitive Fähigkeiten problemlos auf die Straße bringen. Dazu haben wir einen Fahrassistenten an Bord: die sogenannte geteilte Aufmerksamkeit. Damit ist die Fähigkeit des Gehirns gemeint, zwei und mehr unterschiedliche Umweltreize gleichzeitig wahrzunehmen: Wir können lenken, während wir am Radio drehen. Wir können Gas geben, während wir die Verkehrszeichen im Auge haben, und wir können den Blinker betätigen, während wir uns über den Blödmann im Auto vor uns aufregen. Sprich: Wir können alles tun und machen, ohne groß zu reflektieren – außer im Rückspiegel. Unsere Nerven-Kabel und Synapsen-Relais arbeiten auf Hochtouren.

Fehlte es uns an besagter, genialer Steuerungseinheit, wäre das im wahrsten Wortsinn undenkbar. Technisch möglich ist diese männliche Höchstleistung durch unsere eigenen sensiblen Sinne in Zusammenarbeit mit den sinnesähnlichen Bau-

teilen unseres Fahrzeugs; als da wären die bunten Lämpchen der Armaturen, die leuchtenden Displays und Regler, die mahnenden Parksensoren, die Lichtanlage außen und innen, die Tagfahr-Beleuchtung, die Scheinwerfer und Blinker.
Fazit: Hinterm Steuer sitzend, sind unsere männlichen Sinne geschärft wie eine Rasierklinge am Morgen. Das muss auch so sein, denn erschwerenderweise kommt genau dann ein weiterer Störfaktor ins Spiel, wenn sich unsere Beifahrerin mal wieder unaufgefordert einmischt und weitere Teile unserer geteilten Aufmerksamkeit fordert. Das tut sie ganz gezielt, aber auch irgendwie subtil, indem sie uns entweder so ganz nebenbei auf andere Verkehrsteilnehmer aufmerksam macht, die wir angeblich übersehen haben: »Pass auf! Die bremsen.« Oder indem sie sich kritisch über unseren Fahrstil auslässt: »Fahr nicht so dicht auf.« Oder indem sie uns ganz in Frage stellt: »Bist du sicher, dass wir hier richtig sind?«
Das ist der Moment, in dem sich bei jedem normalen Fahrer wie du und ich der Ärgermodus einschaltet und das vegetative Nervensystem in Gang kommt. Wir geraten in Stress und erhöhen – körperlich spürbar – die Drehzahl. Unser vegetatives Nervensystem reguliert nun, ausgehend vom Hirnstamm und über den Kabelbaum des Rückenmarks verlaufend, bestimmte Prozesse in unserem Körper. Etwa den Blutdruck und die Atemfrequenz. Das System arbeitet vollkommen autonom, ohne bewusste Mitwirkung unserer eigenen Person. Es reicht die Einwirkung der Mitfahrerin. Ab diesem Augenblick fahren wir quasi weiblich ferngesteuert.
Machen wir es doch einfach anders. Diplomatisch. Wir lassen *SIE* ab hier weiterfahren. So verhindern wir, dass es zu noch schlimmeren Folgen kommt, wie zum Beispiel einer Depression. Was technisch gesprochen einer Drosselung der Power gleichkäme und bis zur vollständigen Entladung der Batterie führen kann – Burn-out genannt. Oder gar zu einem Schlaganfall. Was mit einem weitreichenden Elektronikausfall ver-

gleichbar wäre. Nur das nicht! Wir tauschen einfach die Plätze, schließen die Zentralverriegelung – sprich Ohren – und informieren uns in aller Ruhe über das Wichtigste des männlichen Gehirns – aus rein medizinischer Sicht. Lesen Sie hier:

Die Elektronik: Das männliche Nervensystem

Unser Gehirn muss als Bordcomputer immer dafür sorgen, dass das gesamte Fahrzeugbordnetz unter allen denkbaren Betriebsbedingungen zuverlässig mit den notwendigen Informationen versorgt wird, denn alle Körperfunktionen und Muskelbewegungen werden letztlich von unserem Nervensystem koordiniert. Dieses Kommunikations- und Regelungsnetzwerk wird grob in ein zentrales und ein peripheres Nervensystem unterteilt.

Beginnen wir zunächst mit dem zentralen Nervensystem, zu dem das Gehirn und das Rückenmark gehören. Das Gehirn ist das obere Ende des zentralen Nervensystems, es liegt »hydraulisch gefedert« innerhalb des knöchernen Schädels und ist ein weiches, eiförmiges Organ, das die Daten der erhaltenen Sinneseindrücke zu Wahrnehmung und Denken verarbeitet, Aktivitäten wie Sprache und Bewegung steuert und das innere Gleichgewicht aufrechterhält. Und obwohl das Gehirn nur etwa 2 % des Körpergewichts ausmacht, benötigt es 20 % des Sauerstoffes und 25 % der verfügbaren Glukose.

Da uns Männern ja oft Gedankenlosigkeit und Vergesslichkeit vorgeworfen wird, lasse ich zu unserer Entlastung einfach Fakten sprechen, liebe Frauen: Jeder Mann macht sich etwa 70 000 Gedanken pro Tag und verfügt zur Speicherung der Informationen über eine riesige Festplatte mit einer Kapazität von 4 TB. Das Abspeichern, also das Erinnern, funktioniert vor allem über Wiederholungen und Emotionen. Je öfter ein Gedanke gedacht wird, desto breiter wird der Trampelpfad, den beispielsweise ein »Ohrwurm« als Spur im Gehirn hinterlässt. Das heißt also, unser Gehirn wird ständig umgebildet, damit wir nicht ungebildet bleiben. Die Steuerung dieser Vorgänge kommt sowohl von den Genen als auch von Hormonen wie Testosteron oder Vasopressin.

Hier kommen nun die Unterschiede zwischen Mann und Frau zum Tragen: Das Gehirngewicht des Mannes liegt zwar mit etwa 1,4 Kilogramm um knapp 10 % über dem der Frau, dank stärkerer Vernetzung und anderer Schaltkreise ist das weibliche Gehirn jedoch (mindestens) genauso leistungsfähig. Männer besitzen größere Gehirnareale für Muskeltätigkeit und Aggression und – oh Wunder – ein zweieinhalbmal so großes Gebiet für den Sexualtrieb! Sexuelle Gedanken sind also wie ein ständig laufendes Autoradio, das lediglich mal lauter und mal leiser gedreht, aber nur ganz selten ausgeknipst wird!

Das am Hinterkopf lokalisierte Kleinhirn ist tatsächlich nicht größer als eine Faust. Es ist zuständig für die Koordination, die Feinabstimmung und das Erlernen von Bewegungsabläufen. Aus dem Gehirn tritt unten das Rückenmark wie ein Kabelbaum als ein längliches Gebilde aus der Schädelbasis aus und erstreckt sich über die oberen zwei Drittel des Wirbelkanals bis in Höhe des ersten Lendenwirbels. Da, wo die Nerven seitlich aus dem Rückenmark austreten, beginnt das periphere Nervensystem, welches die Informationen als elektrische Signale über ein Netz von Nervenbahnen zum restlichen Körper überträgt. Die Länge dieser Nervenbahnen zusammen beträgt ca. 5,8 Millionen Kilometer – eine Distanz, mit der man 145 Mal die Erde umrunden könnte. Und um das Datenblatt auf der Quartettkarte zu komplettieren: Die Geschwindigkeit der Signalübertragung auf der Datenautobahn beträgt 270 km/h mit einer Höchstgeschwindigkeit bis zu 400 km/h! Erster alles!

Zum peripheren Nervensystem zählen aber auch unsere Sinnesorgane. Als da wären Augen, Ohren, Nase und Zunge.

Diese multimodale Signalanlage überträgt Reize, die das Gehirn dann als Berührung, Riechen, Schmecken, Sehen und Hören interpretiert. In jeder Sekunde wird dieses Sensorensystem mit mehreren Millionen Sinneseindrücken konfrontiert, wovon nur die wichtigsten – das sind etwa 40 – herausgefiltert und in Sekundenbruchteilen verarbeitet werden. Selbst das Wort »Schrecksekunde« ist also stark untertrieben! Der wichtigste männliche Sinn ist ohne Zweifel das Sehen. An Dinge, die man uns sagt, können wir Männer uns nach drei Tagen nur noch zu 10 % erinnern, zeigt man uns aber ein Bild dazu, erhöht sich die Rate auf 65 %. Mein nächstes Buch muss demnach ein Bilderbuch werden, versprochen!

Erwähnen muss ich noch ein drittes, sehr wichtiges Nervensystem: das vegetative Nervensystem. Die Bezeichnungen Sympathikus und Parasympathikus hat wohl jeder schon einmal gehört. Ihre Aufgabe ist es, die Aktionen der inneren Organe zu koordinieren und die Erweiterung der Blutgefäße und die Drüsensekretion zu regeln. Dabei sind Sympathikus und Parasympathikus meist Gegenspieler: Während der Sympathikus den Organismus auf eine Aktivitätssteigerung einstellt (fight or flight), überwiegt der Parasympathikus in Ruhe- und Regenerationsphasen (rest and digest).

Das Update: Pubertät

Im Antriebsstrang eines Autos überträgt das Getriebe das Drehmoment des Motors auf die Räder. Zudem ermöglicht es, durch die Bereitstellung verschiedener Übersetzungen, die Drehzahl des Motors an die unterschiedlichen Fahrsituationen anzupassen. So gesehen ist die Pubertät nur ein vorübergehender Fehler in der Getriebeübersetzung.

Was dabei genau geschieht: Das jugendliche Gehirn wird umgebaut, die Gehirnschaltkreise werden auf Aktivität eingestellt, auf Revierverteidigung und Rangordnung. Auch in den Gesprächsthemen zeigen sich jetzt die Geschlechtsunterschiede: Jungen reden über Spiele, Sport und Dinge, Mädchen über Menschen und Beziehungen. In dieser Umbauphase werden viele Nervenzellen durch Faserverbindungen ersetzt und das Gehirn wird vorübergehend anfälliger für Fehler. Irgendwie logisch, an einer Autobahnbaustelle passieren ja auch mehr Unfälle als auf freier Strecke. Leider ist der Stirnlappen des Gehirns, der für Vernunft und Impulskontrolle steht, die größte und auch langwierigste aller Baustellen, sozusagen der BER der Pubertät. Nun gut, so schlimm ist es dann doch nicht, aber der Umbau kann tatsächlich bis zum 20. Lebensjahr dauern. Es ist, als würde man auf dem Bordcomputer ein neues Update aufspielen, aber in der Installationsphase ohne jegliche Fahrassistenz fahren.

Und dann kommen noch die Hormone dazu: Über die Wirkung von Testosteron auf das jugendliche Gehirn haben wir schon gesprochen. Doch das Ganze potenziert sich noch. Wie eine Studie an jugendlichen Autofahrern zeigte, nehmen Teenager doppelt so hohe Risiken in Kauf, wenn Gleichaltrige dabei sind. Quietschende Reifen durch den Fahrstil der Unreifen. Schuld ist das Ungleichgewicht zwischen zwei Gehirnarealen, dem Aktivierungssystem (Gaspedal) im Gegensatz zum Hemmsystem (Bremse).

Leider beginnt direkt nach erfolgreich abgeschlossenem Umbau der Verschleiß. Schon ab Mitte zwanzig verschlechtert sich die Gehirnleistung, das Erinnerungsvermögen nimmt ab Mitte bis Ende dreißig ab. Man schätzt, dass ab dem 45. Betriebsjahr jeden Tag 50 000 Gehirnzellen zugrunde gehen.

TIPP Erhalten Sie Ihre Gehirnleistung langfristig durch Sport und geistige Herausforderungen!

Erwähnt sei hier jedoch ein gallisches Dorf, ein Gehirnareal, das dieser Entwicklung widerstehen kann: der sogenannte Hippocampus, der für Lernen, Orientierung sowie das Kurz- und Langzeitgedächtnis wichtig ist. Dieser kann auch noch im höheren Alter durch Bewegung und geistige Herausforderungen dazu gebracht werden, neue Nervenzellen zu bilden. Kämpfen Sie also für Ihre Spät-Pubertät!

Elektronikausfall: Schlaganfall

Mehr als eine Viertelmillion Menschen bekommen in Deutschland pro Jahr einen Schlaganfall. Ungefähr einer von 1000 Männern erleidet in seinem Leben ein solches Ereignis. Diesmal sind Frauen mit einem Anteil von 55 % häufiger betroffen, was am ehesten hormonelle Ursachen hat.

Ein solcher Ausfall von Teilen der Steuereinheit – ein sogenannter Apoplex – entsteht dadurch, dass ein Bereich des Gehirns nicht mehr ausreichend mit Blut versorgt wird, beispielsweise weil ein Blutgerinnsel die zuführende Arterie verstopft. Die Gerinnsel werden dabei oft aus anderen Körperregionen ins Gehirn geschwemmt. Eine andere seltenere Ursache sind Einblutungen ins Hirngewebe – meist, weil ein Blutgefäß einreißt.

> **TIPP** Reduzieren Sie Ihre Schlaganfallgefahr durch einen gut eingestellten Blutdruck!

Die wichtigsten Risikofaktoren sind Bluthochdruck und eine Rhythmusstörung im Herzen (Vorhofflimmern). Mehr dazu finden Sie in der Baugruppe »Herz«. Vorwiegend der Blutdruck muss also optimal eingestellt werden. Und besteht ein erhöhtes Risiko für die Bildung von Blutgerinnseln, kommen vorsorglich gerinnungshemmende Medikamente in Frage.

Impotente Männer haben übrigens ein um satte 35 % erhöhtes Schlaganfallrisiko. Man kann eine Potenzstörung daher als ein sehr empfindliches Frühwarnsystem für jegliche Gefäßprobleme ansehen. Ein gesunder Testosteronspiegel hingegen bietet einen gewissen Schutz und senkt das Schlaganfallrisiko. Und bitte geben Sie das Rauchen auf! Es lohnt sich. Schon fünf Jahre nach der letzten Zigarette reduziert sich das Schlaganfallrisiko auf das eines Nichtrauchers.

Typische Symptome eines Schlaganfalls sind plötzliche starke Kopfschmerzen, Lähmungserscheinungen oder Sprachstörungen. Ein Notfall, bei dem jede Minute zählt! Sie müssen sofort den Notarzt rufen (ADAC: akuter dringender Apoplex-Call – aber bitte unter der Nummer 112). Auch die Erstuntersuchung geht dann ganz FAST und kann von Angehörigen oder Ersthelfern durchgeführt werden:

F=FACE: Beurteilung der Mimik. Ist das Lächeln der betroffenen Person asymmetrisch, weist dies auf eine Halbseitenlähmung hin.

A=ARMS: Kann der Mann seine Arme nicht nach vorne bis auf Schulterhöhe anheben und die Handflächen nach oben drehen, spricht das für eine Lähmung.

S=SPEECH: Kann derjenige einen einfachen Satz nicht nachsprechen, besteht eine Sprachstörung.

T=TIME: Die Angabe des Symptombeginns ist wichtig für spätere Therapieentscheidungen.

Findet man nämlich in den folgenden bildgebenden Untersuchungen wie Computertomografie (CT) oder Magnetresonanztomografie (MRT) ein Gerinnsel, so kann man versuchen, dieses mit Medikamenten oder einem Kathetereingriff rasch aufzulösen. Auch eine Blutung muss möglichst bald gestoppt werden. Nach einem Schlaganfall ist es besonders wichtig, die Bewegungsfähigkeit, Muskelkraft und Sprache sowie die Selbstständigkeit im Alltag durch intensives regelmäßiges Training wiederzuerlangen. Hier können auch auf längere Sicht oft noch beachtliche Erfolge erzielt werden. Laut einer Nachbefragung des Schlaganfallregisters Nordwest-Deutschland leben etwa 70 % aller überlebenden Schlaganfallpatienten schon drei Monate nach dem Ereignis wieder relativ unabhängig zu Hause.

Auf andere neurologische Erkrankungen wie Alzheimer und Demenz, die mit Gedächtnisstörungen einhergehen, oder das mobilitätseinschränkende Parkin(g)son-Syndrom werde ich unter Beachtung der Zielgruppe des Buches hier nicht weiter eingehen.

Hochtourig: Stress und Burn-out

Stress ist gut. Stress ist (überlebens-)wichtig. Dieses so negativ belastete Wort steht im ursprünglichsten Sinne für eine ganz normale Reaktion unseres sympathischen Nervensystems. So steigern wir bei Bedarf unsere Leistungsfähigkeit und wehren Gefahren ab. Durch die Ausschüttung von Stresshormonen kommt es in Sekundenbruchteilen zu einer schnelleren Herzfrequenz, beschleunigter Atmung, vermehrter Muskelspannung, einem erhöhten Blutdruck und einem Anstieg des Blutzuckerspiegels, vergleichbar mit einem Turbolader, der für eine bessere Füllung der Zylinder mit verdichteter Verbrennungsluft sorgt.

Das Wort »Stress«, wie wir es heutzutage gemeinhin verwenden, bezeichnet aber eine erhöhte und dauerhafte Beanspruchung mit zu kurzen Erholungsphasen und fehlender Belohnung. Um noch mehr Energie bereitzustellen, produziert die Bauchspeicheldrüse vermehrt Glukagon und die Nebennieren Steroide. Wenn dieser Zustand zu lange anhält, werden die Körperreserven aufgebraucht. Dem Körper wird ein dauerhafter Alarmzustand signalisiert. Vermehrt gebildetes Cortisol führt zu einer Unterdrückung des Immunsystems und Infektanfälligkeit. Irgendwann fühlt man sich erschöpft und ausgebrannt. Es kommt zu Schlafstörungen, Konzentrationsschwäche und Reizbarkeit, sowie: Impotenz! In der Altersgruppe der 30- bis 40-Jährigen ist in über der Hälfte der Fälle eine ständige Aktivierung des Sympathikus die Ursache für Potenzstörungen.

Die größten Stressoren, die dem Mann im Leben begegnen können, sind eine Trennung, eine Erkrankung oder der Tod der Partnerin sowie finanzielle Probleme. Auch die Arbeitsbelastungen sind in den letzten Jahrzehnten nachweisbar gestiegen. Oft wird im Job eine extreme Einsatzbereitschaft gefordert, was zur Vernachlässigung eigener Bedürfnisse führt. Stressmanagement in unserer heutigen Zeit ist eine echte Kunst, nämliches Wichtiges herauszufinden, nützlichen Stress zu akzeptieren und Überflüssiges wegzulassen. Denn Körper und Geist brauchen Zeit für Erholung, Ausgleich und Sport.

TIPP

Vermeiden Sie Stress und optimieren Sie Ihr Zeitmanagement!

Stichwort Sport: Im Motorsport lässt der Fahrer beim Burnout die Räder einer Achse bei gezogener Bremse durchdrehen und sorgt so durch Erwärmung für eine bessere Haftung auf der Strecke oder zeigt dieses Manöver als spektakuläre Showeinlage. Und auch beim Mann hat Burn-out fast schon wieder ein positives Image. Schließlich zeigt es ein besonders hohes berufliches Engagement und gilt so als Statussymbol eines leistungsstarken Mannes. Eine Depression hingegen wird noch immer eher als Schwäche und eigenes Versagen gesehen, denn Burn-out hat ja einen nachvollziehbaren Grund, eine Depression kann völlig grundlos auftreten.

Drosselung: Depression

Depressionen gehören zu den häufigsten Erkrankungen überhaupt. Mindestens jeder zehnte Mann erkrankt irgendwann in seinem Leben mindestens einmal an einer Depression, mit einem Altersgipfel mitten in unserer Zielgruppe, zwischen dem 30. und 50. Lebensjahr. Damit ist die Erkrankungsrate höher als bei Diabetes oder Herz-Kreislauf-Krankheiten.

Klar, jeder Mann durchschreitet MENtal ab und zu ein Wellental, so wie am Nürburgring die alte Nordschleife in engen und steilen Kurven »durch die grüne Hölle« führt. Solche Passagen gehören zum Leben dazu und gehen normalerweise auch wieder vorbei, sobald man die Start-Ziel-Gerade erneut vor Augen hat. Bei depressiven Männern ist das anders, sie sehen kein Licht am Ende des Tunnels. Jedoch nur zwei von drei Männern erkennen ihre Erkrankung, und davon wiederum nimmt nur jeder Zweite professionelle Hilfe in Anspruch. Ganz platt gesagt: Männer bringen sich lieber um.

Die Suizidrate ist bei Männern dreimal höher als bei Frauen. Erschreckend! Wieso ist das so? Der Versuch einer organischen Erklärung: Bei Männern sind die beiden Gehirnhälften schlechter miteinander verschaltet als bei Frauen. Zwar ist die linke Hirnhälfte, die für logisches Denken zuständig ist, aktiver. Dafür aber hat sie einen schlechteren Draht zur emotionaleren rechten Hirnhälfte. Uns fehlen also einfach die Worte! Und bleiben wir mal bei dem Versuch, eine Depression rein biologisch erklären zu wollen: Bei Nachforschungen stößt man häufig auf einen Mangel bestimmter Substanzen im Gehirn wie beispielsweise Serotonin oder Adrenalin. Veranlagung spielt ebenso eine Rolle. Depressionen können aber auch ohne jeglichen erkennbaren Grund auftreten, oder als Folge traumatischer Erfahrungen wie Verlusterlebnissen oder lang anhaltender Stresssituationen.

TIPP

Stimmungsschwankungen sind normal. Gehen Sie mit depressiven Phasen offen um!

Und wie erkennt man eine Depression? Betroffene selbst erleben sich als freudlos und wertlos. Es fehlt an Antrieb, um den alltäglichen Dingen nachzugehen. Soziale Kontakte und Hobbys werden vernachlässigt. Oder das Gegenteil ist der Fall und der Mann versucht durch noch mehr Arbeit und noch mehr Sport, die Fassade und die emotionale Kontrolle aufrechtzuerhalten. An körperlichen Symptomen treten Schlafstörungen und Müdigkeit, Libidoverlust, Magen-Darm-Probleme oder Gewichtsschwankungen auf.

Eine wichtige Rolle spielt das soziale Umfeld. Menschen mit stabilen Bindungen erkranken seltener an Depressionen. Für Verwandte oder Freunde ist der Umgang mit dem Betroffenen aber oft schwierig, in dem Sinne, dass man ihm keine Vorwürfe machen oder allzu gute Ratschläge geben, ihn zu nichts drängen, ihm aber auch nicht alles abnehmen sollte. Eine Gratwanderung, so wie für den Betroffenen selbst, der einerseits negative Einflüsse vermeiden möchte, aber sich andererseits durch diese Vermeidungsstrategie weiter isolieren könnte.

Der Verlauf ist ganz unterschiedlich: Bei vielen Männern klingen Depressionen nach einigen Wochen oder Monaten auch ohne Behandlung wieder ab und kehren nicht wieder. Bei anderen wechseln sich depressive Phasen und Phasen ohne Beschwerden ab, einige entwickeln eine chronische Depression. Bei Depressionen stehen verschiedene Behandlungsmöglichkeiten zur Verfügung. Durch eine Psychotherapie und/oder eine Behandlung mit Medikamenten erreicht man hoffentlich wieder freie Fahrt für einen befreiten Bürger.

FUN FACTS: GEHIRN

- Dreimal Sex pro Woche senkt das Schlaganfallrisiko um die Hälfte.
- Sportler schneiden in Tests, die das Langzeitgedächtnis, logisches Denken, Aufmerksamkeit und die Fähigkeit zur Problemlösung messen, besser ab als Nichtsportler.
- Zwei Drittel der Bevölkerung liegen mit einem Intelligenzquotienten (IQ) zwischen 85 und 115 im normalen Bereich. Nur gut 2 % der Bevölkerung haben einen IQ über 130 und gelten damit als hochbegabt. Menschen, die Nahrung ohne künstliche Farb- oder Konservierungsstoffe essen, können bei Intelligenztests eine um 14 % höhere Punktzahl erreichen.
- Das männliche Gehirn benötigt nur eine fünftel Sekunde, um eine Frau als sexuell attraktiv oder unattraktiv einzustufen. Diese Vorgänge laufen also ab, bevor die bewussten Denkprozesse sich einschalten können. Eine Testleserin meines Buches mutmaßte sogar, das männliche Gehirn sei daran gar nicht beteiligt …
- Stresshormone, die durch Jetlag ausgeschüttet werden, fügen Teilen des Gehirns und dem Gedächtnis Schaden zu. Besonders gefährdet sind Schichtarbeiter durch häufige Veränderungen der Arbeitszeiten.
- Sind Sie ein Satisficer oder ein Maximizer? Satisficer legen beim Kauf eines Produktes ein Anspruchsniveau fest, wählen dann die erste Alternative, die es erfüllt, und beenden die Suche. Maximizer suchen so lange weiter nach Produkten, bis sie das vermeintlich beste gefunden haben. Studien legen nahe, dass Satisficer glücklicher leben und weniger Depressionen haben als die Perfektionisten.

Hamilton-Depressions-Skala

Fühlten Sie sich in der letzten Woche traurig oder depressiv?
(Traurigkeit, Trübsal blasen, melancholisch sein, weinerlich sein)

0 nein · **1** leicht · **2** mittel · **3** stark · **4** sehr stark ☐

Fühlten Sie sich in der vergangenen Woche schuldig wegen etwas, was Sie getan haben, oder dass Sie andere schlecht behandelt haben? Fühlen Sie sich durch Ihre Krankheit gestraft?

0 nein · **1** leicht · **2** mittel · **3** stark · **4** sehr stark ☐

Sind Sie bei der Arbeit und zu Hause weniger produktiv als früher? Haben Sie das Interesse verloren an den Dingen, die Sie normalerweise interessieren?

0 nein · **1** leicht · **2** mittel · **3** stark · **4** sehr stark ☐

Fühlten Sie sich stärker angespannt oder nervös während der letzten Woche?
Haben Sie vermehrt gegrübelt?

0 nein · **1** leicht · **2** mittel · **3** stark · **4** sehr stark ☐

Hatten Sie in der letzten Woche eines der folgenden Symptome?
Trockener Mund, Blähungen, Durchfall, Bauchkrämpfe, Herzklopfen, Kopfschmerzen, Hyperventilation, Luftnot, Harndrang, Schweißausbrüche

0 keine · **1** leicht · **2** mäßig · **3** schwer · **4** stark behindernd ☐

Fühlten Sie sich in der letzten Woche müde? Hatten Sie irgendwelche Schmerzen oder ein Schweregefühl in Ihren Gliedern, dem Rücken oder dem Kopf?

0 keine · **1** etwas Schweregefühl in den Gliedern, Muskelschmerzen, Energieverlust und Müdigkeit · **2** jedes eindeutige Symptom wird mit 2 Punkten bewertet

Hatten Sie Gedanken, dass das Leben nicht lebenswert ist?
Hatten Sie Gedanken sich selbst zu verletzen oder sich das Leben zu nehmen?

0 keine · **1** empfinde das Leben nicht als sehr lebenswert ·
2 ich habe gelegentlich Gedanken, dass ich lieber sterben würde ·
3 Suizidgedanken · **4** Suizidversuch (für jeden früheren Suizidversuch 4 Punkte)

Summe der Punkte
(bitte auch auf S. 249 übertragen!)

Auswertung

4–12 Punkte = mild
12–20 Punkte = moderat
+20 Punkte = schwer

Literatur: M. Hamilton: A rating scale for depression. J Neurol Neurosurg Psychiatry 1960; 23:56-62

ÖLPUMPE UND ÖLKREISLAUF
Das Herz-Kreislauf-System

Herz ist Trumpf – Das Zentralorgan des Herzbuben

Man kann mit wenig Hirn durchs Leben steuern, aber nicht ohne Herz. – Was wir Männer dazu tun müssen? Einfach nur volltanken und losfahren. Das Navi können wir ausgeschaltet lassen. Wir müssen einfach nur auf unser Herz hören – also los!

Zunächst muss ich mit ein paar Vorurteilen aufräumen. Das Herz in der Hose haben? Geht nicht! Das Herz in die Hand nehmen? Geht auch nicht! Man sieht nur mit dem Herzen wirklich gut? Das soll mir mal einer vormachen! Falsch! Alles falsch. Richtig ist: Das Herz sitzt eindeutig am rechten Fleck, in der Brust – und von Herzen kommt auch dieser Text.

Es gibt wohl kein Organ, um das Männer sprachlich so radikal herumkurven wie um das Herz. Sie sprechen lieber von ihrer Pumpe. Oder von einem Motor, der nicht ganz rund läuft. Warum nur quatschen sie von ihren Herzen wie vom heißen Brei, um den man herumredet? Die Antwort könnte mit unserer männlichen Sozialisierung zu tun haben. Männer sind nur Männer, wenn sie funktionieren; funktionieren wie ein gut geölter Motor. Der moderne Mann soll vor allem stark sein. Zu funktionieren ist für die meisten Männer im Alltag immer noch weit wichtiger, als über die eigenen Befindlichkeiten nachzudenken oder gar darüber zu sprechen.

Für Männer stehen Attribute wie Stärke, Durchhaltevermögen, Biss, Zielstrebigkeit und Stabilität für Männlichkeit. Und so ist der Mann im vollen Betriebszustand stark, hat sein Ziel fest vor Augen, macht sein Ding und beißt sich durch. Und wenn's in der Brust mal zwickt, beißt er – ganz der Harte – auf die Zähne. Dass er mal rechts ranfahren und eine Inspektion machen lassen könnte, weiß er wohl. Aber sich dessen bewusst sein, heißt ja nicht, dass man das auch gleich in Angriff nehmen muss. Wenn was Ernstes dahinterstecken könnte, hört die Autofürsorge auf. Läuft ja schließlich noch, die Kiste. Und wer weiß: Nachher führt der Werkstattbesuch noch dazu, dass man außer Betrieb gesetzt wird. Das kann Mann sich einfach nicht leisten.

Dabei müsste man sich dringend mal unter die Haube gucken lassen. Die Leerlaufdrehzahl ist in letzter Zeit deutlich zu hoch. Und der Hubraum war auch schon mal besser, der Zylinderkopf wackelt und die Ölwanne ist versumpft. Aber man ist ja auch keine zwanzig mehr. Ab dreißig, spätestens vierzig wird doch jeder Muskel schlaffer – Kompressionsverlust. Alles ganz normal, Junge. Nur die Ruhe. Solange die Ventile noch nicht klappern. Erst wenn der Mann aus der Kurve geflogen ist, fängt er an, sich um seine Gesundheit zu kümmern.

Bei den typischen Männerkrankheiten ganz vorn: Herzinfarkt, ein Pumpendefekt durch spröde oder verstopfte Ölleitungen. Glück hat er, wenn er dann nur zeitweilig neben der Spur ist. Ein paar Wochen, ein halbes Jahr vielleicht. Dann zieht es ihn erneut auf die Piste. Und nach ein paar Anläufen gibt er abermals Vollgas, schließlich ist er ja scheinbar auch wieder voll funktionstüchtig. Ein paar Teile gegen Original-Ersatzteile ausgetauscht. Die Ölleitungen durchgepustet. Das Öl von Verunreinigungen wie Fett und Zucker befreit. Und wenn's ganz übel kommt, in einen Austauschmotor investiert. Danach fühlen wir uns dann aber auch wie neugeboren. Sozusagen runderneuert.

Das Verb »funktionieren« zeigt sprachlich ganz besonders die alltägliche Funktionsgleichung Mann gleich Maschine: Du musst funktionieren! Du darfst jetzt nicht ausfallen. Sonst wirst du auf der Strecke bleiben! Und ein anderer wird dich überholen. Man follows function.

Ein Zweizylinder: Das Herz

Wir Männer haben ein großes Herz! Zumindest ist es rein von den Abmessungen her etwas größer als das der Frau. Stellen Sie es sich etwa faustgroß und angedeutet kegelförmig vor. Funktionell ist unser Motor ein Zweizylinder, der wie eine Doppelpumpe den Blutstrom steuert. Als dickwandiger Hohlmuskel ist das Herz in eine rechte und linke Hälfte mit jeweils zwei Hohlräumen unterteilt: dem Vorhof und der Kammer. Diese arbeiten so koordiniert zusammen wie die Kolben im Verbrennungsmotor.

Der genaue Ablauf geht so: Das sauerstoffarme Blut strömt aus dem rechten Vorhof in die rechte Herzkammer und von dort aus weiter in die Lungen, wo der Gasaustausch stattfindet. Das sauerstoffreiche Blut aus den Lungen gelangt in den linken Vorhof und dann weiter in die linke Kammer. Von dort wird es in die große Körperschlagader, die Aorta, gepumpt. Selbstverständlich hat unser Motor auch Ventile. Die vier Herzklappen steuern den Blutfluss so, dass das Blut nicht wieder dorthin zurückströmt, wo es gerade herkam.

Und das Herz hat eine eigene Stromversorgung, es erzeugt seine elektrischen Impulse zur rhythmischen Bewegung selbst – auch im Schlaf, wenn die meisten anderen Baugruppen aus- oder auf Stand-by-Modus geschaltet sind. Zur Weiterleitung der elektrischen Impulse benutzt es ein Reizleitungssystem über Bündel spezieller Muskelfasern. Das als EKG bekannte Elektrokardiogramm ist ein Untersuchungsverfahren, das diese elektrische Aktivität des schlagenden Herzens misst. Mit ihm können manche Herzerkrankungen oder Unregelmäßigkeiten festgestellt werden.

In Ruhe zieht sich das gesunde Herz etwa 60 bis 70 mal in der Minute zusammen, das sind 4200 Mal pro Stunde, über 100 000 Mal pro Tag, 3,6 Millionen Schläge im Jahr und 2,5 Milliarden Schläge im Leben, eine normale Lebenserwartung vorausgesetzt. Die Herzfrequenz – also der Puls – und das Schlagvolumen werden vom vegetativen Nervensystem und durch Hormone im Blutstrom geregelt.

Bei körperlicher Belastung schlägt das Herz etwa 100 bis 120 Mal in der Minute oder noch deutlich häufiger. So kann es statt der üblichen 5 bis 6 Liter bei starker Anstrengung mehr als 20 Liter pro Minute durch die Adern pumpen, abhängig von Alter, Gewicht und körperlicher Fitness. Im Ruhezustand dauert für die Blutzellen eine Aufwärmrunde durch den gesamten Kreislauf rund eine Minute, eine schnelle Rennrunde bei Anstrengung absolvieren sie in etwa 20 Sekunden. Ein Wort noch zu den Herzkranzgefäßen. Diese sogenannten Koronarien versorgen das Herzgewebe selbst mit sauerstoffreichem Blut und Energie. Ein erheblicher Anteil des Blutes, das die linke Kammer über die Hauptschlagader verlässt, gelangt so durch die Herzkranzarterien zurück ins Herz. Das musste ich erwähnen, weil es bei diesem Thema für uns Männer oft sehr eng wird, und zwar in der Brust.

Agglomerat im Aggregat: Herzinfarkt

Herz-Kreislauf-Erkrankungen insgesamt zählen in Deutschland zu den häufigsten Erkrankungen und den führenden Todesursachen. Sie verursachen in der Summe die höchsten Kosten im Gesundheitswesen. 20 % mehr Männer als Frauen sterben daran, vor allem vorzeitig, d.h. vor Erreichen des 65. Lebensjahres. Steigen wir deshalb gleich mit dem akutesten Ereignis ins Thema ein, dem Herzinfarkt.

Ein Infarkt ist bei Männern bereits im mittleren Lebensalter eine häufige Todesursache – nämlich bei 15 von 100 verstorbenen Männern. Die Ursache ist eine akute Rohrverstopfung im herzeigenen Leitungssystem der Herzkranzgefäße. Verkalkungen und Ablagerungen an deren Wänden führen zu einer Versteifung sowie zur Verminderung des Gefäßdurchmessers und infolgedessen zu einer Durchblutungsstörung und Minderversorgung der Herzmuskulatur mit Sauerstoff. Herzrhythmusstörungen und eine verminderte Pumpleistung des Herzens, eine sogenannte Herzinsuffizienz, können die Folge sein.

Was aber jedem einleuchten wird: Wie bei einem verstopften Abfluss entsteht so etwas nicht von heute auf morgen. Es muss vorher schon eine Rohrverschmutzung bestanden haben, die in der Fachsprache koronare Herzkrankheit oder kurz KHK heißt. Bezogen auf die Fließdynamik des Blutes kann man die KHK mit der Sperrung eines Fahrstreifens auf der Autobahn vergleichen. Der Herzinfarkt ist dementsprechend eine Vollsperrung! Aber wir dürfen nicht so tun, als ob der Stau nicht vorhergesagt würde. Nein, er wird vom Navi, im Radio und durch Straßenschilder angekündigt. Man muss die Signale nur erkennen.

Beispiel: Ein erster wichtiger Hinweis auf die Entwicklung einer KHK kann bei Männern eine Potenzstörung sein. Diese geht mit ihren Symptomen im Mittel einem Infarkt zwei bis drei Jahre voraus. Der Grund ist, dass Erektionsstörungen in vielen Fällen durch eine verminderte Durchblutung des Penisgewebes entstehen, woraus sich auf Gefäßschäden an anderen Organen wie eben Herz oder Gehirn schließen lässt.

Sollten wir dann trotz der Warnungen aufs Stauende auffahren, so liegt das neben der fehlenden Aufmerksamkeit auch an unserem Fahrstil. Über die Hälfte der Herzinfarkte lässt sich auf die Kombination ungünstiger Lebensstilfaktoren wie Rauchen, ungesunde Ernährung, körperliche Inaktivität und übermäßigen Alkoholkonsum zurückführen. Drei Viertel aller Herzinfarktpatienten haben auch Bluthochdruck. Und wenn eine familiäre Veranlagung besteht, steigt das Risiko gleich noch einmal um 40 %! Ein zu hoher Cholesterinspiegel und Übergewicht sind zwei der gefährlichsten Risikofaktoren. Männer sollten höchstens einen Bauchumfang von 102 cm haben. Das Risiko ist laut der Framingham-Herzstudie allerdings bereits erhöht, wenn der Bauchumfang zwischen 94 und

102 cm liegt. Grund genug, schon an dieser Stelle auf das wichtige Kapitel »Ernährung« zu verweisen. Außerdem wurde auch die Bedeutung der Depression als Risikofaktor erkannt. Eine soziale Isolation oder belastende Lebensereignisse können das Risiko für Herz-Kreislauf-Erkrankungen ebenso ungünstig beeinflussen wie z. B. schwierige finanzielle Bedingungen. Laut einer Studie steigert Arbeitslosigkeit oder schon die Angst vor dem Jobverlust das Herzinfarktrisiko sogar stärker als Rauchen! Was aber nicht als Argument durchgeht, um weiter zu rauchen. Hab ich noch was vergessen? Na klar, stimmt, Zuckerkrankheit, wie immer! Ihr Herzinfarkt-Risiko für die nächsten 10 Jahre können Sie bei der Assmann-Stiftung für Prävention auf der Seite **http://www.assmann-stiftung.de** unter »PROCAM Studie« mit dem PROCAM-Schnelltest abschätzen. Dort gibt es auch zusätzliche Tipps zur Prävention.

TIPP

Überprüfen und optimieren Sie Ihren Cholesterinspiegel, Blutdruck und Blutzucker!

Aber noch mal zurück zu den Symptomen, abgesehen von der Impotenz. Eine KHK kündigt sich bei der Mehrzahl der Männer durch belastungsabhängige Brustschmerzen und Atemnot an. Angina Pectoris! Was so klingt wie die neue griechische Freundin unseres Auto-Piloten, bedeutet wörtlich übersetzt »Engegefühl in der Brust« und in der Realität bedeutet es: Lebensgefahr! Kommen dann noch Kurzatmigkeit, Verkrampfungen der Nacken- und Schultermuskulatur, Schwitzen, blasse Haut, Übelkeit und Erbrechen hinzu, besteht der Verdacht auf einen akuten Herzinfarkt. Notruf 112. Ein verengtes oder gar verschlossenes Gefäß kann mit einem Ballon im Zuge einer sogenannten Herzkatheter-Untersuchung wieder aufgedehnt werden.

Um zu verhindern, dass sich die geweitete Stelle wieder verschließt, kommt der wohlbekannte Stent zum Einsatz. Ein feines gitterförmiges Geflecht in Röhrenform aus Edelstahl, das über einen Herzkatheter in das betroffene Gefäß eingebracht wird, um dann am Ort der Verengung aufgedehnt zu werden. Das ist also der Moment, in dem unser Stenz Stents erhält. Bei einer Bypass-Operation hingegen wird ein Stück Vene, das meist aus dem Bein entnommen wird, vor und hinter dem verstopften Herzkranzgefäß als »Umgehungsstraße« eingepflanzt.

So viel zur Akuthilfe.

Langfristig hilft in vielen Fällen bereits eine Änderung des Ernährungs- und Lebensstils, um Herzinfarkten wirksam vorzubeugen. Fettreiches Essen ist zu vermeiden, schützende Lebensmittel finden Sie im Kapitel »Ernährung« unter dem Stichwort mediterrane Diät. Das Zauberwort jedoch heißt »Bewegung«, wie könnte es in diesem Buch auch anders sein. Jedes Training ist besser als gar kein Training. Schon das Verbrennen von 300 Kalorien täglich durch Bewegung senkt das Infarktrisiko um sagenhafte 60 %! Stundenlang Sport treiben muss also gar nicht sein. Täglich 10 Minuten intensiv zu trainieren könnte schon ausreichen, um das Risiko für Herz-Kreislauf-Erkrankungen deutlich zu senken.

> **TIPP** Bewegen Sie sich jeden Tag mindestens 10 Minuten, besser mehr!

Auch die Einnahme von ASS 75 mg täglich senkte in Studien zumindest bei Normalgewichtigen das Infarktrisiko. Über die schützende Wirkung von einem Glas Wein täglich durch antioxidative Inhaltsstoffe streiten die Gelehrten allerdings noch – hier kann ich Ihnen also noch keinen reinen Wein einschenken.

Bad vibrations: Vorhofflimmern

Die häufigste Herzrhythmusstörung ist das Vorhofflimmern. An dieser Stelle muss ich erklären, was an dieser Motor-Vibration so gefährlich ist.

Durch das Flimmern der Herz-Vorhöfe wird die Pumpfunktion des Herzens gestört. Der Puls steigt auf bis zu 160 Schläge pro Minute und schneller. Das Blut fließt langsamer, staut sich in den Vorhöfen, kann verklumpen und Blutgerinnsel bilden. Löst sich ein solches Gerinnsel, kann es mit dem Blutstrom ins Gehirn gelangen und dort Blutgefäße verschließen. Die Folge ist – wie Sie sich richtig erinnern: ein Schlaganfall. Dieser »Unfallmechanismus« ereignet sich 40 000 Mal pro Jahr in Deutschland. Statistisch gesehen steigt die Wahrscheinlichkeit für diese Form der Herzrhythmusstörung ab dem 50. Lebensjahr an. Neben Ursachen, die in einer Störung der Blutversorgung oder der Gewebestruktur des Herzens liegen, ist Alkohol ein häufiger Auslöser für die Zitterpartie.

Fünf Dinge kann man dagegen tun: Erstens wird durch gerinnungshemmende Medikamente die Gefahr reduziert, dass sich Blutgerinnsel bilden. Im Autovergleich: Die Viskosität des Öls wird herabgesetzt. Zweitens: Es gibt noch andere Mittel mit einem dämpfenden und regulierenden Einfluss auf den Herzrhythmus. Drittens ist in einigen Fällen die Versorgung mit einem Herzschrittmacher notwendig, sozusagen die Nachrüstung eines elektrischen Impulsgebers zur Unterstützung der Pumpe. Bei der elektrischen Kardioversion wird viertens versucht, durch Stromstöße von außen wie mit Überbrückungskabeln den normalen Herzschlag wiederherzustellen. Oder man versucht – last but not least –, die reizleitenden Strukturen am linken Vorhof von innen durch Hochfrequenzstrom zu unterbrechen, eine sogenannte Katheterablation, fünftens.

FUN FACTS: HERZ

- Beim Betrachten einer Sportveranstaltung steigt das Herzinfarktrisiko um bis zu 60 %. Ob dies auch für Autorennen gilt, wurde nicht untersucht.
- Das Herz erzeugt jeden Tag so viel Energie, wie ein Lkw verbraucht, um eine Strecke von 32 km zu fahren.
- Die Blutgefäße erweitern sich, wenn man seine Lieblingsmusik hört, und der Herzschlag passt sich der Geschwindigkeit der Musik an. Gerüchteweise wird behauptet, man könne sogar jemanden mit einem sehr langsam schlagenden Metronom umbringen! Auch Paare, die ineinander verliebt sind, synchronisieren ihren Herzschlag schon dann, wenn sie sich nur drei Minuten lang in die Augen schauen.
- Andererseits: Wenn zwei Partner in einer konfliktreichen Beziehung leben und häufig miteinander streiten, erhöht sich die Wahrscheinlichkeit für einen Herzinfarkt oder Angina Pectoris um 34 %.
- Und noch mal andererseits: Innerhalb der ersten sechs Monate nach dem Tod des Partners ist das Risiko, an einem Herzinfarkt zu sterben, um bis zu 35 % erhöht. Kardiologen nennen dieses Phänomen Stress-Kardiomyopathie oder Broken-Heart-Syndrom.
- Wissenschaftler fanden im Blut von Menschen mit Zahnfleischentzündungen einen erhöhten Entzündungsspiegel und zum Teil noch lebende Bakterien. Erkennt das Immunsystem diese Bakterien, bekämpft es sie, indem es die Gefäßwände verstärkt und die Blutgefäße verengt. Dies kann wiederum zu einem erhöhten Risiko für Herzinfarkt führen. Zähneputzen reduziert also das Herzinfarktrisiko.
- Lachen ist gut fürs Herz! Neue Forschungen haben erge-

ben, dass fröhliches Lachen die Herzwände entspannt und so zu einer besseren Durchblutung des ganzen Körpers führt.

- Längeres Schlafen könnte vor Herzinfarkt schützen. In einer Untersuchung hatten Studienteilnehmer, die eine Stunde mehr schliefen, einen niedrigeren Blutdruck und weniger Ablagerungen in den Herzkranzgefäßen.
- Nach einer amerikanischen Studie steigert auch der regelmäßige Genuss von Energy-Drinks bei jungen Menschen den Blutdruck und die Herzfrequenz so stark, dass US-Kardiologen klar vom Genuss dieser Getränke abraten.

Ölkreislauf: Das Gefäßsystem

Zu unserem Kreislaufsystem gehören neben dem Motor auch unsere Ölleitungen, also die Blutgefäße – Arterien und Venen genannt. Die Arterien transportieren das Blut weg vom Herzen, während die Venen es wieder dorthin zurückbringen. Streng genommen haben wir zwei Kreisläufe, die wie eine Acht oder eine Carrera-Bahn das Blut zirkulieren lassen.

Im »großen« oder Körper-Kreislauf versorgt das Blut alle Körperzellen mit Sauerstoff und transportiert das angefallene Kohlendioxid wieder ab. Hier transportieren die Arterien das sauerstoffreiche Blut und die Venen das sauerstoffarme Blut. Gleich nach Verlassen der linken Herzkammer muss das Blut sich in der Körperschlagader (Aorta) an einer großen Kreuzung entscheiden: Will es hoch zum Kopf und der oberen Körperhälfte oder fließt es runter zum Bauch und der unteren Körperhälfte oder dreht es in den Koronararterien noch eine Ehrenrunde um das Herz herum. Entscheidet es sich für einen der ersten beiden Wege, dann folgt eine verzweigte Abfolge von Röhren (Arterien, Arteriolen und Kapillaren), die dabei immer kleiner werden, vergleichbar mit Autobahn, Landstraße und Feldweg. So kann auch noch die letzte Wiese unseres Körpers versorgt werden.

Dieses Straßennetz hat beim Erwachsenen eine Gesamtlänge von etwa 96 000 Kilometern. Und noch eine Information vom Datenblatt: Unser Blut fließt mit 1,1 Metern pro Sekunde oder 4 Kilometern pro Stunde durch das Gefäßsystem. Mit diesem Speed drehen wir also weiter unsere Runde:

Im »kleinen« Kreislauf, dem sogenannten Lungenkreislauf, sind die Rollen genau umgekehrt. In den Lungen geschieht nämlich die Neuaufladung des Blutes mit Sauerstoff, indem dieser durch winzige Lungenbläschen in den Blutstrom aufgenommen wird. Gleichzeitig wird das Kohlendioxid abgeatmet. Die Aufgabe der Venen ist der Rücktransport des Blutes zum Herzen. Die Venen der Beine sind mit besonders vielen Klappen ausgestattet, die wie hochklappbare Trittbretter bei einem Lkw funktionieren. Sie helfen, das Blut gegen die Schwerkraft zurück zu transportieren.

Venen lassen sich in zwei große Gruppen unterteilen, oberflächlich und tief, die vielfach ineinander münden. Ein Gewirr aus Über- und Unterführungen, vergleichbar mit der Straßenkarte von Los Angeles. Die oberflächlichen Venen liegen direkt unter der Haut und sind oftmals wie Brückenbögen sichtbar. Die tiefen Venen verlaufen wie ein Tunnel als Gegenfahrbahn der entsprechenden Arterie.

Das Öl: Blut

Blut macht etwa 6–8 % des Körpergewichts eines erwachsenen Menschen aus. Man könnte unser Blut auch als flüssiges Bindegewebe bezeichnen, weil es viele sehr unterschiedliche Aufgaben erfüllt. Neben dem Sauerstofftransport befördert das Blut Nährstoffe und Hormone, es reguliert die Körpertemperatur, schützt den Körper vor Bakterien und Viren und dichtet durch die Blutgerinnung bei Verletzungen die Blutgefäße ab. Blut besteht zu etwa 55 % aus Flüssigkeit, dem sogenannten Plasma, einer hellgelben Flüssigkeit, die wiederum überwiegend aus Wasser besteht. Die restlichen 45 % des Blutes sind feste Bestandteile, von denen wir die Eiweiße, die roten und weißen Blutkörperchen sowie die Blutplättchen besprechen müssen.

Beginnen wir mit den Eiweißen, den sogenannten Plasmaproteinen, die von der Leber produziert werden. Sie fungieren wie ein Dachträger oder eine Anhängerkupplung, indem sie Nährstoffe wie Glukose, Vitamine, Mineralien und Fettsäuren sowie Enzyme und Hormone binden und von A nach B transportieren. Die roten Blutkörperchen – von Medizinern Erythrozyten genannt – machen mit Abstand den Großteil der festen Bestandteile aus. Sie werden in den Skelettknochen unter Einfluss des unter seinem Spitznamen EPO weltbekannten und berüchtigten Hormons Erythropoetin gebildet und leben ca. 120 Tage. Täglich muss der Körper daher etwa 200 Milliarden neue rote Blutkörperchen nachproduzieren. Für ihre Aufgabe, den Sauerstofftransport in alle Körpergewebe, enthalten sie ein Molekül, das sogenannte Hämoglobin, an das sich der Sauerstoff anheften kann. Damit das in genügender Menge möglich ist, enthält jedes einzelne rote Blutkörperchen die unglaubliche Zahl von 300 Millionen Hämoglobinmolekülen.

Auch der Rücktransport von Kohlendioxid aus den Geweben zurück zur Lunge geschieht zum Teil durch die roten Blutkörperchen. Die Oberflächen der Erythrozyten unterscheiden sich durch verschiedene aufgelagerte Proteine von Mann zu Mann, so wie es verschiedene Ölsorten für unterschiedliche Motortypen gibt. Diese Unterscheidung ist besser bekannt unter dem Begriff »Blutgruppen«.

Die weißen Blutkörperchen sind 500 Mal seltener, aber dafür deutlich vielseitiger als die roten. Ihre medizinische Modellbezeichnung lautet Leukozyten. Sie schützen den Körper vor Krankheiten. Bei Infektionen und Entzündungen steigt ihr Gesamtanteil im Blutstrom deutlich an. Eine solche Bestimmung der Zusammensetzung aller Zellbestandteile des Blutes im Labor heißt übrigens »Blutbild«. Das haben Sie bestimmt schon mal gehört. Eine Analogie zum Begriff »Ölbild« fällt mir in diesem Fall aber irgendwie schwer.

Abschließend noch ein Wort zu den Blutplättchen. Die sogenannten Thrombozyten machen etwa 2 % des Blutes aus. Sie sind die »Spachtelmasse«, um bei Gewebeverletzungen zu verhindern, dass aus verletzten Blutgefäßen zu viel Blut austritt. Bei einer Gefäßverletzung haften sie an der Gefäßwand, verändern ihre Form, rufen weitere Kollegen zur Unterstützung hinzu und setzen Stoffe frei, die das Gerinnungssystem aktivieren. Durch diesen Notruf alarmiert, eilen Blutproteine herbei und werfen Fibrinfäden als Rettungsseile aus. Diese Mischung aus Millionen von Blutplättchen, Gerinnungsfaktoren und Fibrinfäden ist Ihnen sicher bekannt als Blutgerinnsel. So. War da noch was? Ach ja: Gereinigt wird das Öl übrigens in unseren Ölfiltern, den Nieren, denen ich als Urologe verständlicherweise ein eigenes Kapitel widmen möchte.

Der Öldruck: Bluthochdruck

Nach Schätzungen hat etwa jeder vierte Mann in Deutschland Bluthochdruck, aber nur 4 von 5 betroffenen Männern wissen das auch. Klar, unsere Pumpe muss im Schmiersystem einen gewissen Öldruck aufrechterhalten. Zu hoch sollte er aber eben auch nicht sein. Fangen wir mal ganz einfach an.

Was genau ist mit dem Begriff »Blutdruck« gemeint? Wenn sich das Herz zusammenzieht, wird das Blut in die Arterien gepresst. Diese Kraft drückt gegen die Gefäßwand, sodass das Blut bei hohem Druck schneller fließt. Bei Erschlaffung der Herzkammern drücken die Gefäßwände zurück und wegen des niedrigeren Drucks fließt das Blut nun langsamer. Der Blutdruck gibt also an, wie stark die auf die Gefäßwände einwirkende Kraft ist. Gemessen wird dieser in Millimeter Quecksilbersäule (mmHg). Der Punkt des höchsten Drucks wird als systolischer Druck bezeichnet. Der Punkt des geringsten Drucks, wenn die Herzkammern erschlaffen, wird als diastolischer Druck bezeichnet. Im Volksmund sagt man »der obere und der untere Wert«.

Eine einzelne Messung dieser Werte kann aber immer nur eine Momentaufnahme sein. Um verlässliche Werte zu bekommen, sollte der Blutdruck über mindestens eine Woche morgens und abends gemessen werden.

Im Laufe eines langen Lebens steigt der Blutdruck naturgemäß etwas an, weil die Blutgefäße an Elastizität verlieren.

Unsere Ölleitungen werden also etwas starrer und spröder und der Druckausgleich durch die sogenannte Windkesselfunktion nimmt ab.

TIPP Streben Sie einen Blutdruck unter 140/90 mmHg an!

Als grobe Faustregel gelten folgende Normalwerte: Bei jungen Männern 120/70, ab 40 Jahren 130/80 und ab 50 Jahren 140/85 mmHg.

Die Risikofaktoren ähneln sehr stark denen, die wir schon vom Herzen kennen: Vererbung, Rauchen, Fettstoffwechselstörung, Übergewicht, Zuckerkrankheit, Bewegungsmangel. Aber auch Salz kann den Blutdruck in die Höhe treiben, weil es die Blutgefäße verengt und möglicherweise eine Entzündungsreaktion im Immunsystem aktivieren kann.

Jeder Mann nimmt zwischen 5 und 10 g Kochsalz pro Tag zu sich, wobei 80 % dieser Salzmengen den Nahrungsmitteln schon während der industriellen Verarbeitung zugesetzt werden. Ein Erwachsener sollte aber nach Empfehlungen der WHO täglich nicht mehr als 5 g Kochsalz konsumieren. Ein weiterer Faktor: Schnarchen! Schnarchen ist ein Zeichen für eine zu geringe Sauerstoffversorgung. Dadurch wird die Herztätigkeit gesteigert und der Blutdruck kann sich erhöhen.

TIPP Ernähren Sie sich kochsalzarm (weniger als 5 g pro Tag)!

Milde Formen von Bluthochdruck kann man durch eine nachhaltige Änderung des Lebensstils normalisieren. Je nach Stärke des Bluthochdrucks und weiteren Risikofaktoren kann aber auch eine lebenslange medikamentöse Behandlung erforderlich sein. Es gibt verschiedene Medikamentengruppen, die gegen Bluthochdruck eingesetzt werden. Die bekanntesten davon sind sicher die Betablocker, auch wirksam bei uns Alpha-Männchen.

Ölleitung verharzt: Arteriosklerose

Wenn man sagt, die Adern »verkalken«, dann meint man damit nicht eine abnehmende Gehirnleistung, sondern die sogenannte Arteriosklerose. Eigentlich gäbe es dazu nicht mehr viel zu sagen, weil die Ursachen exakt die gleichen wie bei der KHK des Herzens sind. Aber vielleicht nutzen wir die Gelegenheit hier, um uns den Entstehungsmechanismus noch etwas genauer anzusehen.

Zunächst entstehen in den Arterien Ablagerungen aus Fett und Kalk, sogenannte Plaques. Die Gefäßwand verändert sich, sie wird starrer und dicker, und die innere Öffnung wird kleiner. Das Blut kann nicht mehr so gut hindurchströmen. Es kommt zu Durchblutungsstörungen. Schlimmstenfalls bildet sich zusätzlich ein Pfropf aus Blutplättchen, ein sogenannter Thrombus. Dann droht ein kompletter Gefäßverschluss.

TIPP Viel bewegen, auf Zigaretten verzichten, Übergewicht und Stress abbauen, Blutzucker und Blutfette regelmäßig kontrollieren!

Arteriosklerose kann theoretisch alle Arterien befallen. Besonders häufig und gefährlich sind Durchblutungsstörungen bekanntlich am Herzen und an den Schlagadern des Gehirns, wo sie Erkrankungen wie Herzinfarkt und Schlaganfall verursachen. Etwa an der Hälfte aller Todesfälle in der westlichen Welt ist irgendeine Form von Gefäßverkalkungen beteiligt! Ebenfalls auf das Konto verkalkter Adern gehen Durchblutungsstörungen in den Beinen, umgangssprachlich »Raucherbein« oder »Schaufensterkrankheit« genannt. Schaufensterkrankheit deshalb, weil man wie bei der Shoppingtour mit der Ehefrau alle naselang stehen bleiben muss. Der medizinische Name lautet periphere arterielle Verschlusskrankheit (pAVK).

Die Risikofaktoren? Siehe oben! Die Therapie? Siehe oben! Die Vorbeugung? Siehe oben! Vielleicht als kleiner Trost an dieser Stelle: Die Venen, die das Blut aus der Körperperipherie zurück zum Herzen leiten, sind von Arteriosklerose nicht betroffen. Aber Moment mal, werden Sie richtigerweise einwenden. Können die nicht auch erkranken? War da nicht was? Ja klar, stimmt, Venen können sich dehnen. Lesen Sie hier:

Krampfader beim Kampf-Radler

Venen sind vor allem bekannt als die Straßen, die das Blut auf dem Rückweg zum Herzen nimmt. Dass sie zugleich aber auch der größte Blutspeicher sind, weiß kaum jemand. 85 % Ihrer gesamten Blutmenge befindet sich jetzt gerade, wenn Sie das lesen, in Ihren Venen und feinsten Kapillaren.

Wir haben vorhin schon zwischen oberflächlichen und tiefen Venen unterschieden. Die oberflächlichen Venen liegen dicht unter der Haut und sind mit dem bloßen Auge sichtbar. Besonders bei Sportlern treten sie kräftig hervor. Aus ihnen wird am Arm bei einer Laborkontrolle mit der Kanüle das Blut entnommen. Sie erscheinen durch die Haut blau, weil sie das dunklere sauerstoffarme Blut befördern. Die tiefen Venen liegen zwischen der Muskulatur und sind mit dem bloßen Auge nicht zu erkennen. Durch die Bewegung der Muskeln wird das Blut in den Venen zusätzlich in Richtung Herz zurück »massiert«.

Aber die Venen bekommen noch eine andere Unterstützung beim Bluttransport: die sogenannten Venenklappen, die wie Ventile oder umklappbare Stufen einer Leiter funktionieren. Sie lassen das Blut in Richtung Herz durch und verschließen sich, wenn das Blut in die andere Richtung möchte. Viele Männer haben jedoch eine angeborene Veranlagung zu einer Schwäche der Venenwände. Dadurch werden die Venen gedehnt und die Klappen undicht. Schwere körperliche Arbeiten oder Kraftsportarten, bei denen man stark in den Bauch presst, überfordern die Venenklappen zusätzlich. Die Folge: Das Blut fließt in der betroffenen Vene langsamer oder sogar in die falsche Richtung und dadurch wird die Venedig, pardon – Fehler der Autokorrektur-Software: … die Vene dick. Es entsteht eine Krampfader oder Varize.

Das Wort »Krampfader« hat übrigens nichts mit Krämpfen zu tun, sondern leitet sich vom althochdeutschen Wort für »krümmen« ab, was ja auch irgendwie mehr Sinn macht, wenn man sich den moselartig-geschlängelten Verlauf dieser Adern ansieht. Typische Symptome bei Krampfadern sind ein Schweregefühl und geschwollene Beine.

Sie können die Venen im Alltag entlasten, indem Sie Stützstrümpfe tragen oder die Beine hochlegen. Das Blut kann dann mit der Schwerkraft besser zum Herzen zurückfließen. Gefährlich ist eine tiefe Beinvenenthrombose. Sie entsteht durch ein Blutgerinnsel, das sich durch die mangelnde Blutzirkulation in einer großen Vene im Inneren der Beine bildet – klassischerweise auf Langstreckenflügen. Das Gefährliche daran ist, dass sich Teile davon ablösen und mit dem Blutstrom in die Lunge gelangen können, wo sie eine sogenannte Lungenembolie verursachen.

FUN FACTS: BLUT

- Im Blut eines Menschen findet sich eine geringe Menge Gold (0,2 mg), aber etwa jene Menge an Eisen, aus der man einen rund 7 cm langen Nagel herstellen könnte.
- Seitlich aneinandergereiht ergäben die roten Blutkörperchen eines Menschen eine Kette, die den Äquator etwa fünfmal umrunden würde.
- Ein gesunder Mann kann 1 bis 2 Liter Blut verlieren, bevor er Gefahr läuft, zu verbluten.
- Etwa 1 200 000 Mücken wären notwendig, um das gesamte Blut eines Menschen aufzusaugen.

Checkliste

Fragebogen zum Vorliegen einer chronischen Venenkrankheit

Haben oder hatten Ihre Eltern Krampfadern?
Nein **0** · Ein Elternteil **1** · Beide Eltern **2** ☐

Hatten Sie schon einmal eine oberflächliche Venenentzündung?
Nein **0** · Einmalig **1** · Mehrmals **2** ☐

Hatten Sie schon einmal eine tiefe Beinvenenthrombose?
Nein **0** · Einmalig **1** · Mehrmals **2** ☐

Hatten Sie schon einmal ein offenes Bein (Unterschenkelgeschwür)?
Nein **0** · Einmalig **1** · Mehrmals **2** ☐

Schwellen Ihre Beine im Tagesverlauf zunehmend an?
Nein **0** · Mäßig **1** · Ausgeprägt **2** ☐

Haben Sie schwere Beine, insbesondere bei längerem Sitzen und Stehen?
Nein **0** · Mäßig **1** · Ausgeprägt **2** ☐

Ist die Haut an Ihren Unterschenkeln bräunlich verfärbt?
Nein **0** · Mäßig **1** · Ausgeprägt **2** ☐

Haben Sie sichtbare Krampfadern?
Nein **0** · Mäßig **1** · Ausgeprägt **2** ☐

Haben Sie ein offenes Bein?
Nein **0** · Ja **4** ☐

Summe der Punkte
(bitte auch auf S. 249 übertragen!)

Ab einer Gesamtpunktzahl von 4 liegt der Verdacht auf eine behandlungsbedürftige chronische Venenkrankheit vor.

Link: https://www.klinikum-bochum.de/files/klinikum-bochum/dokumente/fachbereiche/venenzentrum/informationsmaterialien/fragebogen_rabe_stuecker_dgp.pdf

BELÜFTUNG
Das Atmungssystem

Lungenfunktionstext – Der Kraftstoff Luft

In diesem Kapitel können Sie sich mal so richtig Luft machen. Etwa, wenn Sie zuerst an das leidige Dieselthema denken. Sie können sich aber auch einfach mal zurücklehnen, durchatmen und lauschen, wie die Luft beim Atmen in Ihre Lungen ein- und wieder ausströmt. Ommm! Schließen Sie die Augen und lassen Sie die Gedanken frei fließen – lassen Sie sie kommen und gehen. Stellen Sie sich vor, es ist Frühjahr. Und vielleicht kommt Ihnen dabei ja Ihr Auto in den Sinn. Brummm! Keine Sorge. Sie dürfen diesen Gedanken zulassen. Sie sind ein Mann. Das ist ganz normal.

Nicht normal ist dagegen, dass viele Autofahrer denken, ein Verbrennungsmotor funktioniere nur mit Kraftstoff und dem entsprechenden Zündfunken. Die Unwissenden glauben gar nicht, wie wichtig eine ordentliche Portion Luft für den Motor ist. Sozusagen lebenswichtig. Ich möchte mich hier natürlich nicht aufblähen, aber wer schon mal unter der Haube seines Schätzchens – also seines geschätzten Fahrzeugs – nachgeschaut hat, weiß mehr. Also Augen auf! Schauen wir doch mal nach.

Der Frühling, bekanntermaßen die Zeit des Aufblühens allen Lebens, ist bestens dafür geeignet. Auch Ihrem Auto steht zu dieser Jahreszeit ja eine neue Saison an frischer Luft bevor, in der Sie wieder Gas geben wollen. Apropos Gas geben. Der Begriff ist missverständlich. Denn genau genommen geben wir beim Beschleunigen Luft. Wie beim Einatmen verändern wir beim Gas geben – sprich Luft holen – durch die Stellung des

Gaspedals die Stellung der Drosselklappe. Im weitesten Sinne ist die Drosselklappe mit dem Kehldeckel am Kehlkopfeingang des Menschen vergleichbar, der ebenso als Verschlusseinrichtung funktioniert. Durch unterschiedlichen Druck aufs Gaspedal reichern wir den zugeführten Kraftstoff mit mehr oder weniger Luft an.

Aber wo befindet sich denn nun genau die Lunge unseres Autos? Natürlich auch unter der Haube und hinter dem Kühlergrill – unserem Brustkorb. Und da sieht man: nichts. Bei einem modernen Auto bekommt man hauptsächlich eine mehr oder minder hübsche Kunststoffabdeckung zu sehen. Sicher ist: Irgendwo seitlich der Abdeckung kommt ein dicker Gummischlauch heraus, der zu einem Kasten mit abnehmbarem Deckel führt. Dahinter befindet sich der Luftfilter, die eigentliche Lunge. Der Gummischlauch ist so etwas wie die Luftröhre, die Bronchien dienen als Ansaugstutzen. Kaum ein Mensch macht sich beim Fahren darüber Gedanken, wie so ein Motor funktioniert. Einsteigen, anschnallen, Gas – pardon – Luft geben und losfahren. Das war's. Im Übrigen macht sich auch kein Mensch Gedanken über das Atmen. Pustekuchen. Denn das funktioniert reflexartig, ganz natürlich automatisch. Und natürlich gibt es zu diesem Thema noch jede Menge zu sagen – da ist noch jede Menge Luft nach oben. Siehe unten.

Übrigens: Wer sich »atemlos durch die Nacht« träumt wie Deutschlands bekannteste Schlagersängerin, der macht sich bei seinen Mitmenschen meist durch Ansauggeräusche bemerkbar, die möglicherweise durch Schnarchen hervorgerufen werden. Auch ein kurzzeitiges Aussetzen der Atmung im Schlaf (Schlafapnoe) kann die Folge sein. Gar nicht gut! Denn für eine einwandfreie Funktion der Gemischaufbereitung ist es wichtig, dass der Motor immer mit ausreichend sauberer Luft versorgt wird. Verantwortlich dafür ist unter anderem die Nase, der Vorfilter. Je schmutziger der Vorfilter, desto weniger frisch die Luft, die der Motor zum Atmen bekommt. Der Frühling ist daher genau die richtige Zeit, den Luftfilter zu wechseln – was mit der Nase leider schwierig wird. Da hilft nur gleichmäßiges Ein- und Ausatmen. Ommm!

Der Luftfilter: Die Lunge

Unser Atmungssystem wird in die oberen und unteren Luftwege unterteilt. In den oberen Luftwegen wird die Luft angewärmt, angefeuchtet und vorgefiltert. Dabei ist die Nase der erste Luftmassenmesser und gleichzeitig Schalldämpfer und Ansaugstutzen. Zur Anfeuchtung der Atemluft produziert die Nasenschleimhaut pro Tag einen halben Liter Sekret als »Klimamittel«. Wenn man bei körperlicher Anstrengung mehr Sauerstoff benötigt, kann man alternativ auch einfach die größere Lufthutze benutzen und durch den Mund atmen. Dann fällt aber ein Großteil des Klimaanlageneffektes weg und man atmet kältere Luft ein.

Die Einatemluft muss zuverlässig von Schmutz- und Staubpartikeln gesäubert werden, da die Verunreinigungen sonst wie Schmirgelpapier wirken und zu einem frühzeitigen Filterverschleiß führen können. Durch winzige Flimmerhärchen gelingt es der Lunge aber, eine große Anzahl an Keimen und Schadstoffen sogar gegen den Luftstrom wieder abzutransportieren. Die unteren Luftwege umfassen folgende Strukturen: den Kehlkopf als Wegweiser in die Luftröhre und die Bronchien, die wiederum als Zubringer in die Lungen mit den Lungenbläschen fungieren. Das alles ist umgeben vom empfindlichen Brustfell. »Fell« ist in diesem Zusammenhang übrigens ein sehr irreführender Begriff, es ist damit keineswegs die Brustbehaarung des Mannes gemeint. Nein, im Gegenteil, das Fell überzieht die Lungen und kleidet die Brusthöhle von innen aus.

Die Oberfläche des Rippenfells ist spiegelglatt, weil es als Verschiebeschicht bei jeder Atembewegung dient. Über einen Vakuum-Sog-Effekt hält es die Lungenflügel so aufgespannt wie ein Cabrio-Verdeck bei voller Fahrt. Nach unten hin sitzen die beiden Lungenflügel der Zwerchfellmuskulatur auf. Alle diese Organe werden schützend vom Brustkorb und seinen zwölf Rippen umgeben – vergleichbar mit einem Überrollkäfig.

Die Lunge selbst fungiert aber nicht nur als Filter, sondern vor allen Dingen als Gasaustauscher. Vom Rachen gelangt die sauerstoffreiche Einatemluft durch den Kehlkopf in die Bronchien und in die sich immer weiter verzweigenden und enger werdenden Luftwege bis in die kleinsten Lungenbläschen (Alveolen), in denen der Gasaustausch erfolgt. Aufgrund ihrer enormen Anzahl von etwa 300 Millionen bilden die Lungenbläschen eine innere Oberfläche von etwa 100 m^2, was acht Pkw-Stellplätzen entsprechen würde. Diese Alveolen sind von einem feinen Adernetz umhüllt, um eine große Kontaktfläche zwischen Luft und Blutbahn zu gewährleisten. Denn hier tritt der Sauerstoff in das Blut über, während das Kohlendioxid aus dem Blut abgegeben und dann ausgeatmet wird.

Das Lungengewebe selbst weist eine leichte, weiche und hochelastische Konsistenz auf, vergleichbar mit dem Schwamm, den Sie samstags bei der Autowäsche verwenden. In der Mitte zwischen den beiden Lungenflügeln liegen das Herz und die großen Blutgefäße. Bei jedem Atemzug gelangt etwa ein halber Liter Luft in die Lunge, der gesamte Hubraum unserer Lunge beträgt etwa 6 Liter. Bei voller Beanspruchung des Motors kann die Ansaugleistung auf über 2,5 Liter gesteigert werden. Wir machen 12 bis 18 Atemzüge in der Minute. Das heißt, die Lunge bewegt sich täglich etwa 20 000 Mal. Die Einatemluft entspricht in ihrer Zusammensetzung der Atmosphäre (ca. 21 % Sauerstoff, 0,03 % Kohlendioxid, 78 % Stickstoff und 0,97 % Edelgase). Die Ausatemluft besteht dann nur noch aus etwa 17 % Sauerstoff, aber 4 % Kohlendioxid – alle Angaben erfolgen natürlich ohne Schummel-Software!

Männerschnupfen

Wer gedacht hat, die Abkürzung AMG auf den Hochleistungsfahrzeugen von Mercedes bedeute etwa so viel wie »Aufmerksamkeit für Männliches Gehabe«, der irrt. Nein, AMG steht für eine schwerwiegende und weit verbreitete Diagnose, die auf anderem Wege auf die gleiche Wirkung abzielt: die »Akute Männer Grippe«. Dabei ist es keine echte Grippe, sondern nur eine Erkältung. Und diese hat primär nicht einmal zwingend etwas mit Kälte zu tun.

Eine Erkältung ist eine Virusinfektion der Schleimhaut von Nase und Nebenhöhlen, Hals oder Bronchien. Eine solche Infektionskrankheit wird von sehr unterschiedlichen Viren, manchmal zusätzlich auch von Bakterien verursacht. Husten, Gliederschmerzen, leichtes Fieber und eine laufende Nase machen den Mann so untätig wie ein zugefrorenes Auto an einem eisigen Wintertag. Deshalb kehrt er in solchen Fällen lieber in seine schützende Garage zurück.

Aber warum sind wir Männer angeblich anfälliger und auch wehleidiger als Frauen? Eine Theorie besagt, es könnte am Immunsystem liegen. Während das weibliche Hormon Östrogen die Vermehrung von Immunzellen unterstützt, wird das Immunsystem durch das männliche Hormon Testosteron eher unterdrückt. Echte Kerle trifft es also am härtesten. Nicht zu verleugnen ist aber auch die psychologische Komponente, warum Männer ihr Leiden so theatralisch zur Schau stellen und das Bett zur Bühne machen. Es ist der sogenannte sekundäre Krankheitsgewinn. Der um Mitleid heischende Blick und der unüberhörbare Versuch, die schlimme Krankheit wegzustöhnen, sind wie ein Hilfeschrei nach Trost und Zuwendung. Klappt ja auch – manchmal …

PneumoNIE: Die Lungenentzündung

Die Lunge ist sicherlich eines der Organe im männlichen Körper, das am wenigsten Beachtung und schon gar keine Wartung erfährt. Dabei werden die Gefahren, die von einer Funktionsstörung unseres Luftfilters ausgehen, dramatisch unterschätzt. Sage und schreibe eine halbe Million Erwachsene in Deutschland erkranken beispielsweise jährlich an einer Lungenentzündung und weltweit gesehen zählt diese zu den häufigsten infektionsbedingten Todesursachen. Auch in Deutschland sterben jährlich 20 000 Erwachsene an den Folgen einer Lungenentzündung. Der Fachbegriff lautet übrigens »Pneumonie«, hat aber mit den Pneus am Auto ausnahmsweise nichts zu tun.

Wie genau kommt es aber nun zu dieser entzündlichen Erkrankung des Lungengewebes, die durch Bakterien, Viren oder Pilze ausgelöst wird? Der wichtigste Grund: Zum Älterwerden gehört auch das allmähliche Nachlassen unseres Immunsystems. Insbesondere ab dem 60. Betriebsjahr erhöht sich dadurch die Anfälligkeit für Infektionen. Zusätzliche chronische Erkrankungen wie Asthma (dazu gleich mehr), Zuckerkrankheit oder Herzerkrankungen potenzieren das Risiko: Asthma, weil die Luftzirkulation geringer wird. Zucker, weil die Abwehrkräfte geschwächt werden, und Herzerkrankungen, weil die Blutversorgung der Lunge verschlechtert wird. Und: Lässt das Filterelement nicht genügend Luft passieren, kann auch der Motor wiederum seine volle Leistungsfähigkeit nicht mehr entfalten, ein Teufelskreis. Das haben Sie bestimmt schon mal gesehen: Durch einen Mangel an Sauerstoff im Blut können sich Lippen und Fingernägel bläulich färben. Hinzu kommen äußere Risikofaktoren wie Nässe und Kälte draußen oder trockene Heizungsluft drinnen.

Wer an einer Lungenentzündung erkrankt, fühlt sich abgeschlagen und leidet unter schwerem Husten, Atemnot, hohem

Fieber, Schüttelfrost und Schweißausbrüchen sowie starken Schmerzen in der Brust. Da eine Lungenentzündung meist durch Bakterien verursacht wird, lässt sie sich in der Regel gut mit Antibiotika behandeln. Unterstützend zur Antibiotika-Therapie setzt der Arzt fiebersenkende Wirkstoffe oder schleimlösende Medikamente zum Inhalieren ein. Bei einer Pneumonie ist es extrem wichtig, dass man genug trinkt. Durch das Fieber verliert der Körper viel Flüssigkeit und auch der Schleim in der Lunge löst sich nur dann, wenn man ausreichend Wasser zu sich nimmt. Merke also: Bei Überhitzungen Kühlflüssigkeit nachfüllen!

Smoking-Smog: Lungenkrebs und Rauchen

Dieses Kapitel versuche ich kurz zu halten. Die schädigenden Wirkungen des Rauchens liegen aus meiner Sicht zu klar auf der Hand, als dass man zu viele Worte darüber verlieren müsste. Dennoch leugnen Männer diese offensichtlichen Erkenntnisse beharrlich. Schuld daran ist offenbar eine Art voreingebaute Selbstbetrugs-Software für die Feinstaubbelastung durch Rauchen.

Dabei ist Lungenkrebs bei Männern in Deutschland nach Prostatakrebs die zweithäufigste Krebserkrankung. In Deutschland erkranken pro Jahr ungefähr 52 von 100 000 Einwohnern, die meisten in einem Alter von 55 bis 65 Jahren. Männer erkranken (noch) dreimal so häufig wie Frauen, allerdings nimmt die Häufigkeit bei Frauen stetig zu, was auf den steigenden Anteil von Raucherinnen zurückzuführen ist. Vier von fünf Lungenkrebstodesfällen sind durch Rauchen bedingt. Und auch 30 % aller anderen Krebsarten stehen irgendwie in Zusammenhang mit Rauchen.

Weiß ich doch, werden Sie jetzt denken, Nikotin und Teer, alte Hüte! Von wegen »alte Hüte« – ich verweise hier auf »Aldehyde«! Tabak enthält nämlich über 4800 Substanzen, von denen etwa 90 entweder nachgewiesenermaßen

Krebs erzeugen oder im Verdacht stehen, Krebs hervorzurufen – beispielsweise Arsen, Formaldehyd oder Blausäure. Besonders gefährdet sind jene, die mit dem Rauchen bereits als Jugendliche begonnen haben. Unter jungen Erwachsenen ist der Raucheranteil am höchsten. Von den 25- bis 29-Jährigen rauchte im Jahr 2015 ein Drittel. Dadurch ist auch das Risiko für eine Herzkrankheit um das Dreifache erhöht. Selbst passives Rauchen erhöht das Lungenkrebsrisiko. Passiver Rauch enthält zwar weniger Teer und Nikotin, dafür jedoch höhere Konzentrationen der anderen krebserregenden Substanzen.

Ob ein Raucher an Lungenkrebs erkrankt, entscheiden aber auch die Gene, beispielsweise Genvarianten am Chromosom 15.

Ein weiterer Risikofaktor ist das radioaktive Edelgas Radon, das durch den Zerfall von Uran entsteht und praktisch überall im Boden vorkommt. Diese Tatsache ist in der Bevölkerung weitgehend unbekannt, aber laut Bundesamt für Strahlenschutz ist Radon sogar die zweitwichtigste Ursache für Lungenkrebs. Besonders in älteren Gebäuden kann das Gas in Kellerräume und das Erdgeschoss eindringen. Stichwort Gebäudebelastung: Bekannt ist hier vor allem Asbest, ein langlebiger Faserstoff, der etwa in der Bauindustrie als Dämm- und Isoliermaterial vielfach verwendet wurde. Weitere wichtige umweltbezogene Risikofaktoren sind Kraftfahrzeug-Abgase aus Dieselfahrzeugen, Feinstäube und Luftverschmutzung. Soll ich an dieser Stelle die Stickoxid-Grenzwertdiskussion tatsächlich noch mal aufgreifen? Nein, lassen wir das und fahren einfach fort.

Es gibt keine Frühsymptome für Lungenkrebs. Husten und Atembeschwerden treten erst bei fortgeschrittenen Tumoren auf. Neben Nikotinverzicht bietet also nur die möglichst frühe Erkennung eines Tumors die besten Chancen. Dennoch gibt es in Deutschland noch keine generelle Empfehlung zum Screening von Risikogruppen – in Amerika hingegen schon.

Dazu folgende interessante Zahlen aus dem »Lung-Cancer-1000-Person-Tool«: Eine Computertomografie (CT) der Lunge wurde empfohlen für Erwachsene zwischen 55 und 74 Jahren, die aktive Raucher sind oder vor nicht mehr als 15 Jahren mit dem Rauchen aufgehört haben und über 30 Jahre eine Packung Zigaretten geraucht haben (mindestens 30 sogenannte pack-years). Das CT wurde dann jährlich über drei Jahre durchgeführt. Hier die Ergebnisse: Von 1000 hatten nur 609 Patienten ein komplett unauffälliges CT. Bei 40 Patienten wurde ein Lungenkarzinom festgestellt. Satte 351 hatten einen verdächtigen oder auffälligen Befund, bei dem aber weitere Tests keinen Krebs beweisen konnten. Sieben von den 40 diagnostizierten Lungenkarzinomen verursachten zu Lebzeiten des Patienten keine Symptome und wurden nicht lebensbedrohlich. Drei der Krebs-Patienten hatten größere Komplikationen durch die Zusatzuntersuchungen und Behandlungen, und einer starb sogar dadurch. Insgesamt nur drei Menschen profitierten also von diesem Vorgehen und konnten von einem Lungenkrebs erfolgreich geheilt werden. Verstehen Sie jetzt, warum die deutschen Kostenträger trotz nachgewiesen rückläufiger Sterblichkeit noch etwas zurückhaltend mit einer solchen Screening-Untersuchung sind? Endgültige Ergebnisse neuerer Studien mit größeren Fallzahlen stehen derzeit aus.

Kurz zur Therapie: Hat der Tumor eine bestimmte Größe nicht überschritten und noch keine Fernmetastasen gebildet, wird eine Operation angestrebt, mit dem Ziel, das Tumorgewebe und die von Tumorzellen befallenen Lymphknoten vollständig zu entfernen. Prinzipiell ist Lungenkrebs zwar heilbar, allerdings nur, solange man alle Krebszellen restlos beseitigen oder zerstören kann. Das ist meist nur möglich mit einer Operation und eventuell einer Chemotherapie und/oder Bestrahlung. Mit einer alleinigen Chemotherapie oder Bestrahlung gelingt nur sehr selten eine dauerhafte Heilung von Lungenkrebs.

Neuartige Therapieansätze, die als »zielgerichtete Therapien« bezeichnet werden, richten sich beispielsweise gegen Faktoren, die das Tumorwachstum fördern, sie unterbinden die Blutversorgung des Tumors, reparieren Defekte im Erbgut oder verhindern die Signalübertragung zwischen Tumorzellen, sodass Zellteilungs- und Wachstumssignale ausbleiben. Am besten aber ist, wenn man es erst gar nicht so weit kommen lässt, denn einen einfachen Austausch des Luftfilters wie beim Auto, den gibt es bei Lungenkrebs nicht. Lungentransplantationen bleiben den chronischen, aber gutartigen Lungenerkrankungen (Mukoviszidose, Emphysem oder Fibrose) vorbehalten, womit wir schon beim nächsten Thema wären.

TIPP

Lassen Sie hartnäckigen Husten ärztlich abklären!

Feinstaub-Skandal: Asthma, COPD und Emphysem

Was in Laienohren klingt wie der Modellname eines Opel, bezeichnet in der Medizin die häufigste chronische Erkrankung im Kindes- und Jugendalter: Asthma. 60 % der asthmakranken Kinder sind Jungen. Im Erwachsenenalter erkranken hingegen mehr Frauen als Männer. Man geht davon aus, dass etwa 5 % der Erwachsenen an dieser chronischen Atemwegserkrankung leiden.

Bei Asthmatikern reagiert die Schleimhaut der Bronchien überempfindlich auf bestimmte Reize, beispielsweise bei Allergien. Aber auch andere Reizstoffe wie Tabakrauch, staubige Luft, Duftstoffe, Abgase, Nebel oder kalte Luft können Auslöser sein. Sogar psychische Faktoren wie Angst oder Stress können Asthma bedingen. Bei einem Asthmaanfall schwillt die Schleimhaut der Bronchien stark an und produziert zähen Schleim. Dadurch verengen sich die Atemwege. Die Lunge überbläht sich, was wiederum zu akuter Luftnot und Sauerstoffmangel führen kann. Betroffene haben Erstickungsängste und können leicht in Panik geraten. Es gibt verschiedene Medikamente, die entzündungshemmend und bronchienerweiternd oder antiallergisch wirken.

Das gleiche Bauteil betreffend, aber durch einen anderen Defektmechanismus bedingt ist die sogenannte COPD. Wenn Sie dieses Kürzel also in Ihrer Krankenakte lesen, meint das nicht die Aufschrift auf einem amerikanischen Polizeifahrzeug, sondern die »chronic obstructive pulmonary disease« (chronisch einengende Lungenerkrankung). Während bei Asthma Atemnot anfallsartig auftritt, haben COPD-Patienten bei Belastung oder dauerhaft Atemnot. Bei Asthma sind häufig Allergien im Spiel, während für die COPD Zigarettenrauch die Hauptursache ist. Eine mögliche Folge beider Erkrankungen ist, dass die kleinen Lungenbläschen wiederholt überbläht und so dauerhaft geschädigt werden können, vergleichbar mit einem Luftballon, den man allzu oft maximal aufgepustet hat. Diese Folgeerkrankung heißt dann wiederum Emphysem.

Damit Sie sich das auch bildlich vorstellen können, muss ich Sie noch mit zwei echten Typen bekannt machen: dem Blue Bloater und dem Pink Puffer. Der Blue Bloater (»blauer Aufgedunsener«) hat Übergewicht und eine COPD mit einer ausgeprägten blauen Hautfarbe durch Anreicherung von Kohlendioxid im Blut. Beim Pink Puffer (dem »rosa Schnaufer«) handelt es sich eher um einen Emphysem-Typen von schmalerer Konstitution, der trotz starker Atemnot nur einen geringeren Sauerstoffmangel und daher noch eine rosige Hautfarbe hat …

Ruckler: Schnarchen und Schlafapnoe

Schnarchgeräusche erreichen eine Lautstärke von bis zu 90 Dezibel, was in etwa dem Geräuschpegel einer Hauptverkehrsstraße entspricht. Jeder zweite bis dritte Mann ist Verkehrsteilnehmer auf dieser Lärm-Autobahn. Schon durch eine geringe Verengung der oberen Atemwege kommt es zu diesen häufigen, aber letztlich harmlosen Ansauggeräuschen. Ursächlich senken sich von oben die weichen Gaumenbögen und das Zäpfchen in Richtung Zunge oder die zurückfallende Zunge selbst versperrt die Atemwege. Beruhigend zu wissen ist, dass es dabei weder zu Atemaussetzern noch zu einer Sauerstoffmangelversorgung kommt.

Krankhaft und gefährlich hingegen ist das sogenannte Schlafapnoe-Syndrom mit Atemaussetzern bis zu zweieinhalb Minuten, gefolgt von plötzlichen Aufwachreaktionen, wovon immerhin 10 % aller Männer betroffen sind! Risikofaktoren sind vergrößerte Weichteile im Rachenraum besonders bei Übergewicht, eine mit dem Alter nachlassende Muskelspannung und absinkende Hormonspiegel sowie das Schlafen in Rückenlage.

Durch diese Atmungsstörung wird der Körper nicht ausreichend mit Sauerstoff versorgt. Das Atemzentrum im Gehirn löst die Alarmanlage und damit einen Weckreiz aus. Man wacht kurz auf, meist ohne es bewusst zu merken. Dadurch wird der Schlafrhythmus unterbrochen, das Herz beginnt schneller zu schlagen und der Blutdruck steigt. Die Erholsamkeit des Schlafes ist dahin. Übermüdung und Konzentrationsschwäche am Tag sind logische Konsequenzen. Das Risiko für Folgekrankheiten wie Bluthochdruck, Herzinfarkt oder Schlaganfall steigt.

Insgesamt ist Schlafapnoe also eine ernst zu nehmende Erkrankung. Die Therapie ist zwar lästig, aber sehr simpel, weil rein mechanisch: Der Ansaugstutzen muss einfach offen gehalten werden, und dies geschieht mit Gegendruck durch eine sogenannte Schlafapnoe-Maske, die den Luftdruck im Rachenraum erhöht.

Stop and go: Schlafstörungen

Der Mann verfügt wie jedes moderne Auto über eine Start-Stopp-Automatik, also einen eigenen Biorhythmus durch eine genetisch programmierte innere Uhr, die ihm sagt, wann er seinen Stellplatz (in diesem Fall Liegeplatz) aufsuchen und in den Ruhemodus schalten soll. Aber 15 % aller deutschen Männer leiden an Schlafstörungen.

Normaler Schlaf verläuft in vier Stadien mit unterschiedlicher Schlaftiefe, die sich pro Nacht drei- bis fünfmal wiederholen. Im Schlaf werden Atmung, Kreislauf und Gehirn auf einen Stand-by-Modus runtergefahren. Für eine wirksame Erholung benötigt man vier bis fünf Stunden zusammenhängenden Schlaf – in der Jugend mehr, im Alter weniger. Dabei ist vor allem der Tiefschlaf entscheidend, denn im Tiefschlaf werden Lerninhalte gespeichert – also »die Festplatte defragmentiert« –, überflüssige Informationen gelöscht, das Langzeitgedächtnis ausgebildet, Tageserlebnisse verarbeitet, Hormone ausgeschüttet und das Immunsystem regeneriert. Eine unruhige Nacht verbringt sicher jeder Mann gelegentlich. Ab wann aber wird es krankhaft?

Hier hilft die sogenannte Dreierregel: Wer öfter als dreimal pro Woche mehr als drei Stunden pro Nacht wach liegt, und das länger als drei Wochen lang, der leidet unter einer Schlafstörung. Die Ursachen dafür sind extrem vielfältig, man unterscheidet über 80 verschiedene Auslöser wie Stress, aktuelle Probleme, Depression, Kaffee, Alkohol, Nikotin, Albträume als Zeichen tiefer ungelöster seelischer Konflikte oder auch Schichtarbeit. Vorübergehende Schlafprobleme werden auch oft durch Familienzuwachs ausgelöst. Hier ist aber mittelfristig mit spontaner Besserung zu rechnen.

Die nachgewiesenen Folgen von Schlafmangel sind genauso vielfältig – und auch schwerwiegend: Eine Schädigung des Immunsystems, eine höhere Rate an Diabetes, Depressionen, Bluthochdruck und insgesamt eine schnellere Alterung können die Folge sein. Müde Menschen haben einen größeren Appetit auf fette und süße Lebensmittel, und wer wenig geschlafen hat, ist schneller gereizt. Oft besteht ein gesteigertes Schlafbedürfnis am Tag mit regelrechten Schlafattacken – beim Autofahren als Sekundenschlaf gefürchtet. Bitte nicht zu verwechseln mit dem gesunden Mittagsschlaf. Denn wie gesund so ein Nickerchen ist, hat die amerikanische Raumfahrtbehörde NASA in einer Untersuchung gezeigt: Es erhöht die Aufmerksamkeit, wirkt sich positiv auf das Kurzzeitgedächtnis aus und steigert die Leistungs- und Reaktionsfähigkeit. Wer dreimal wöchentlich mittags eine halbe Stunde schläft, kann sogar sein Herzinfarktrisiko um 37 % senken.

> **TIPP**
> Kontaktieren Sie Ihren Hausarzt, falls Sie auffällig stark schnarchen oder ständig müde sind!

Ach ja: Ein Schläfchen steigert übrigens auch die Konzentration von Serotonin im Blut, zu diesem Hormon muss ich ja nun nichts mehr sagen, oder? Wenn Sie jetzt das Mittagsschläfchen noch mit einem Schäferstündchen kombinieren, kaum auszudenken, was dann mit Ihrem Hormonhaushalt passiert …

FUN FACTS: LUNGE

- Forscher haben in einer Studie mit 95 000 Kindern herausgefunden, dass das Asthmarisiko um 30 % steigt, wenn das Kind im Winter oder Frühling zur Welt kommt. In der kalten Jahreszeit tummeln sich nämlich besonders viele Pilzsporen in der Luft.
- Die Lunge hat ihren eigenen Biorhythmus. Am Mittag ist die Lungenfunktion am schlechtesten und zwischen 16 und 17 Uhr am besten. Demnach sollten Ausdauersportler lieber nachmittags trainieren.
- Der Rauch von Cannabis enthält bis zu 20 mal mehr Ammoniak und fünf mal mehr Blausäure als übliche Zigaretten, was die Flimmerhärchen der Lunge schädigt. Dadurch bleiben krebserzeugende Stoffe länger im Körper. Studien zeigen sogar, dass ein Joint die Lunge in etwa genauso schädigt wie fünf Zigaretten.

CAT-Score bei COPD

Dieser Fragebogen wird Ihnen und Ihrem Arzt helfen, die Auswirkungen der COPD (chronisch obstruktive Lungenerkrankung) auf Ihr Wohlbefinden und Ihr tägliches Leben festzustellen. Ihre Antworten und das Test-Ergebnis können von Ihnen und Ihrem Arzt dazu verwendet werden, die Behandlung Ihrer COPD zu verbessern, damit Sie bestmöglich davon profitieren.
Bitte geben Sie für jede der folgenden Aussagen an, was derzeit am besten auf Sie zutrifft. Kreuzen Sie (✗) in jeder Zeile bitte nur eine Möglichkeit an.

								Punkte
Ich huste nie	0	1	2	3	4	5	Ich huste ständig	
Ich bin überhaupt nicht verschleimt	0	1	2	3	4	5	Ich bin völlig verschleimt	
Ich spüre keinerlei Engegefühl in der Brust	0	1	2	3	4	5	Ich spüre ein sehr starkes Engegefühl in der Brust	
Wenn ich bergauf oder eine Treppe hinaufgehe, komme ich nicht außer Atem	0	1	2	3	4	5	Wenn ich bergauf oder eine Treppe hinaufgehe, komme ich sehr außer Atem	
Ich bin in meinen häuslichen Aktivitäten nicht eingeschränkt	0	1	2	3	4	5	Ich bin in meinen häuslichen Aktivitäten sehr stark eingeschränkt	
Ich habe keine Bedenken, das Haus zu verlassen	0	1	2	3	4	5	Ich habe große Bedenken, das Haus zu verlassen	
Ich schlafe tief und fest	0	1	2	3	4	5	Ich schlafe nicht tief und fest	
Ich bin voller Energie	0	1	2	3	4	5	Ich habe überhaupt keine Energie	
Summe der Punkte (bitte auch auf S. 249 übertragen!)								

Auswertung

0–10 Punkte:	geringe Auswirkungen der COPD
11–20 Punkte:	mittelmäßige Auswirkungen
21–30 Punkte:	starke Auswirkungen
31–40 Punkte:	sehr starke Auswirkungen

CAT
COPD Assessment Test

Checkliste

FRAGEBOGEN SCHLAFAPNOE

Antwortmöglichkeiten je Frage

0 nie · **1** selten · **2** oft · **3** sehr oft

Sind Sie tagsüber oft schläfrig?	☐
Nicken Sie tagsüber spontan ein?	☐
Haben Sie Schwierigkeiten, lange konzentriert zu bleiben?	☐
Fühlen Sie sich in der Leistungsfähigkeit eingeschränkt?	☐
Schnarchen Sie laut oder behaupten dies andere von Ihnen?	☐
Wurden im Schlaf Atemstillstände beobachtet?	☐
Erwachen Sie morgens mit Kopfschmerzen?	☐
Fühlen Sie sich morgens schlapp und müde?	☐
Schlafen Sie in folgenden Situationen zwanghaft ein (Fernsehen, Lesen, am Arbeitsplatz, beim Gespräch mit anderen, beim Autofahren)?	☐

Schlafen Sie abends schlecht ein?	☐
Kommt es vor, dass Sie nachts aufwachen?	☐
Wachen Sie früher als gewöhnlich auf, ohne wieder einzuschlafen, oder ist die Wiedereinschlafzeit verlängert?	☐
Schlafen Sie unruhig bzw. ist Ihr Bett morgens zerwühlt?	☐
Summe der Punkte (bitte auch auf S. 249 übertragen!)	☐

Auswertung

	Schlafapnoe-Syndrom
0–14 Punkte	unwahrscheinlich, alles o.k.
15–25 Punkte	ziemlich wahrscheinlich
> 25 Punkte	sehr wahrscheinlich

Quelle: Schlafmedizinisches Zentrum an der Ruhrlandklinik, Westdeutsches Lungenzentrum am Universitätsklinikum Essen gGmbH

VERBRENNUNGSEINHEIT
Der Verdauungstrakt

Eine Einbahnstraße durch den Körper

Sprechen wir über Männer und Muskeln – das gehört schließlich zusammen. Allerdings geht es in dieser Baugruppe, dem Verdauungstrakt, nicht um Bizeps & Co., sondern um eine ganz andere Musku-la-tour. Es geht um Muskeln, die allesamt im Innenraum des menschlichen Exponates verborgen sind und schon milliardenfach in Serie verbaut wurden. Also bitte: Mund auf! Die Verdauung beginnt mit den Kaumuskeln. Abgeschlossen ist die Tour, wenn das Verdauungsgut den letzten Schließmuskel passiert hat. Daher auch After – was bekanntlich so viel bedeutet wie »danach«. Dazwischen – wie gesagt – jede Menge Muskeln. Nur dass die Muskelpakete außen eben nicht sichtbar sind.

Automobilspezifisch gesprochen ist der Verdauungstrakt Verbrennungseinheit und Abgasanlage in einem. Und wenn man die Baugruppe dann im Ganzen betrachtet, funktioniert der Vorgang der Verdauung auf festgelegter Route so: Mund = Tanköffnung, Speiseröhre = Einfüllstutzen, Magen = Tank, Magensäfte = Additive, Leber = Katalysator, Bauchspeicheldrüse = Lambdasonde, Dünndarm = Krümmer, Dickdarm = Auspufftopf, Enddarm = Schalldämpfer, After = Auspuff.

Sie werden sich jetzt fragen, warum ich eben Musku-la-tour und nicht Muskulatur geschrieben habe. Ganz einfach: Die Essensbrei-Route führt über fünf, von der Natur festgelegte, Zwischenstationen – man könnte auch Schaltvorgänge sagen: Erster Gang – der Mund; hier bekommt es die Nahrung mit dem Kau- und dem Schluckmuskel zu tun. Zweiter Gang – die

Speiseröhre; sie besteht hauptsächlich aus einer ringförmigen Muskelschicht. Dritter Gang – der Magen; der knetet die Nahrung ordentlich durch. Die Magenwand ist dazu mit kräftigen Muskeln ausgestattet.

Beim Magen müssen wir übrigens einen kurzen Zwischenstopp einlegen. Es kann nämlich sein, dass unser Körper an diesem Punkt hin und wieder mal den Rückwärtsgang einlegt und die Einbahnstraßenreglung ohne unsere Zustimmung aufhebt. Nämlich dann, wenn er sich von Unverträglichem (Speis und Trank) oder Unwillkommenem (Viren) wieder befreien will. Dann schaltet der Körper ganz von selbst auf Umkehrschub. Diese Automatik funktioniert naturgegeben und selbstgesteuert, wie autonomes Fahren.

Doch zurück zu unserem Schaltprogramm: Vierter Gang – wir sind (gedanklich) im Dünndarm: Mit Zwölffingerdarm, Leerdarm und Krummdarm bildet der Dünndarm den längsten Streckenabschnitt von sage und schreibe über drei Metern. Hier erfolgt die Gemischaufbereitung. Am Ende der Musku-latour folgt der fünfte Gang – der Dickdarm. Hier nimmt der nicht verwertbare Rest des verdauten Speisebreies schlussendlich die letzte Ausfahrt. Und da heißt es aussteigen und zu Fuß weiter: daher »Stuhlgang«. Es ist der Moment, in dem der Schließmuskel gefragt ist.

Wie das Ganze medizinisch gesehen abläuft, erkläre ich Ihnen im direkten Anschluss. Ich will nur noch kurz ergänzen, dass Verbrennungseinheit und Abgasanlage ihren Dienst leider nicht immer reibungslos erledigen. Wir Männer wissen nur zu gut, dass diese wie jede Baugruppe ihre Tücken haben kann. Geläufig sein dürften vor allem diese Beispiele: das Magengeschwür – ein Loch im Tank. Zudem Blähungen – eine plötzliche Druckluftentwicklung mit gelegentlicher Druckluftentweichung. Dann die berühmten Hämorrhoiden – also undichte Dichtungsringe am Ende der Abgasanlage. Oder der Reizdarm – eine Art zu flotter Ottomotor, dessen Symptome auch auf die Psyche schlagen und sich so unter anderem durch Antriebslosigkeit bemerkbar machen können. Von Darmkorrosion (Darmkrebs) gar nicht zu sprechen. Nicht zu sprechen? Doch, doch. Auch dieses Thema werden wir hier gemeinsam durchkauen und hoffentlich auch verdauen.

Abgasanlage: Der Darm

Der Verdauungsvorgang beginnt schon in dem Moment, da die Nahrung in die Mundhöhle gelangt. Hier wird sie von den Zähnen zerkleinert und mit Speichel gemischt, den unsere Mundspeicheldrüsen als Waschanlage in einer Menge von über einem Liter pro Tag produzieren.

Wenn die Zunge gegen das Dach der Mundhöhle drückt, wird reflexartig der Schluckvorgang eingeleitet, der den Bissen durch den Mund-Rachen-Raum in die Speiseröhre führt. Hier muss eine gefährliche Kreuzung passiert werden, denn der mittlere Teil des Rachens wird von den Atemwegen und dem Verdauungssystem gemeinsam genutzt. Wenn die Schranke, also der Kehldeckel auf der Luftröhre, geschlossen ist, muss die Luft warten und das Essen darf passieren.

Die Ess-Bahn führt dann weiter in einen engen Tunnel, die etwa 23–25 cm lange Speiseröhre. Sie verläuft hinter der Luftröhre und vor der Wirbelsäule praktisch senkrecht nach unten und schiebt als Muskelschlauch mit einer La-Ola-Wellenbewegung das Essen vom Rachen bis in den Magen. Dort angekommen, ist jetzt Zeit für eine erste Rast. Der Magen speichert die Nahrung aber nicht nur, sondern zerkleinert sie dabei weiter in den Speisebrei. Dies erfolgt zum einen mechanisch durch die Massage der Magenmuskulatur und zum anderen chemisch durch die von der Magenschleimhaut ausgeschütteten Säuren und Enzyme.

Um Bakterien abzutöten und die Verdauung zu unterstützen, produziert der Magen jeden Tag rund 2 Liter extrem ätzende Magensäure. Zur Veranschaulichung: Die Salzsäure des Magens ist so sauer, dass man damit die Verchromung von einer Stoßstange oder den Rost von einem Kotflügel ablösen könnte! Um sich selbst vor dieser aggressiven Säure zu schützen, besitzt der Magen eine dicke Schleimschicht, die ca. alle zwei Wochen erneuert wird. Das Ausfahrtstor aus der »Mitfahrzentrale Magen« in den Zwölffingerdarm wird vom Magenpförtner – einem Ringmuskel, der auf den Namen Pylorus hört – bewacht. Hat dieser die Passage erlaubt, so kommt gleich hinter der nächsten Kurve eine Straße von links, über die die in der Leber gebildete Gallenflüssigkeit und der in der Bauchspeicheldrüse gebildete Speichel einströmen, um die Verdauung zu unterstützen und das saure Milieu wieder abzupuffern.

Der nun folgende Dünndarm verläuft in Schlangenlinien, als ob er die Aufwärmrunde für ein Formel-1-Rennen absolvieren wollte, und das auf einer Länge von 3 bis 5 Metern. Im Dünndarm führen Enzyme den chemischen Verdauungsprozess weiter, es erfolgt die Aufnahme von Wasser, Nährstoffen und Elektrolyten. Um die Kontaktfläche zum Speisebrei auf fast 200 m^2 zu vergrößern, sind die Darmfalten des Dünndarms in riesiger Zahl mit Darmzotten besetzt. Aus dem letzten Dünndarmteil wird der Darminhalt dann in den Blinddarm entleert. An diesem hängt der weltbekannte Wurmfortsatz, der nicht wie früher immer geglaubt komplett nutzlos ist und nur dazu dient, Generationen von Chirurgen zu ernähren. Nein, er ist nach neueren Erkenntnissen ein Rückzugsort für nützliche Bakterien und spielt auch eine Rolle im Immunsystem. Er sitzt als Streckenposten neben der Fahrbahn, beobachtet das Renngeschehen und schwenkt bei Bedarf die gelbe Immun-Flagge, nämlich dann, wenn ein böses Bakterium mit überhöhter Geschwindigkeit vorbeikommt.

Der Darm gilt insgesamt sogar als ein Zentrum des menschlichen Immunsystems. 70 % aller Abwehrzellen sitzen im Darm. Im nun folgenden 1,5 Meter langen Dickdarm wird der flüssige Speisebrei eingedickt, indem Wasser und Vitamine entzogen werden. Der feste Stuhl wird im Mastdarm – unserem Auspufftopf – zwischen den Stuhlgängen gespeichert. Alle unverdaulichen Nahrungsbestandteile werden so letztlich über den After ausgeschieden. Eine abschließende Anmerkung: Neben der Bedeutung für Verdauung und Immunabwehr spielt der Darm auch eine große Rolle für den Hormonhaushalt und die psychische Verfassung. Und – Sie ahnen es schon – da isses wieder: Serotonin wird auch von der Darmschleimhaut produziert und nach Bedarf ins Blut abgegeben. Diesmal aber mit Wermutstropfen. Forscher haben herausgefunden, dass das Glückshormon hier auch negativ wirken kann. Serotonin könne die Gefäßversorgung eines Tumors bei Dickdarmkrebs fördern, was uns dann wiederum zum nächsten Thema führt.

Auspuff-Korrosion: Darmkrebs

Hier passt die Auto-*Ana*logie wieder perfekt, nicht nur vom Wortstamm her. Beim Pkw ist der Auspufftopf bekanntlich wesentlich korrosionsanfälliger als der Krümmer. Übertragen soll das heißen: Krebs im Dünndarm gibt es praktisch nicht. Dafür ist aber leider Krebs im Dickdarm umso häufiger. In Deutschland treten jährlich 33 000 Neuerkrankungen bei Männern auf. Etwa 90 % der Betroffenen bekommen die Krebsdiagnose nach dem 55. Lebensjahr und rund die Hälfte sind sogar 70 Jahre und älter.

Wenn wir nach den Risikofaktoren forschen, landen wir einmal mehr bei Übergewicht, schlechter Ernährung mit viel rotem Fleisch und wenig Ballaststoffen, übermäßigem Alkoholkonsum, Rauchen oder zu wenig Bewegung. Auch entzündliche Darmerkrankungen wie Morbus Crohn oder Colitis ulcerosa gehen mit einer erhöhten Wahrscheinlichkeit der Entartung einher. Die häufigste Ursache für Darmkrebs liegt aber in den Erbanlagen. Man könnte es fast als Fehler einer gesamten Baureihe bezeichnen, denn bei Familienangehörigen von Darmkrebspatienten kann das Risiko, selbst zu erkranken, um bis zu 50 % erhöht sein.

Grund genug für eine Art Rückruf-, oder nennen wir es besser Weckruf-Aktion. Denn Darmkrebs verursacht anfangs oft keine Beschwerden und kann dadurch zunächst unbemerkt bleiben. Manchmal äußert er sich durch Schmerzen im Bauch oder veränderte Stuhlgewohnheiten. Es gilt: Jede Blutauflagerung im Stuhl und jede länger dauernde Änderung der Stuhlbeschaffenheit oder -farbe ist verdächtig und muss vom Arzt untersucht werden. Fast alle bösartigen Darmtumore entstehen aus Vorstufen, sogenannten Polypen. Dies sind Wucherungen der Darmschleimhaut, die sich im Laufe der Zeit mit einer gewissen Wahrscheinlichkeit zu bösartigen Tumoren umwandeln. Aber längst nicht alle Polypen entwickeln sich zu einem Krebs, und wenn, dann dauert es viele Jahre.

Die meisten Polypen lassen sich während einer Darmspiegelung abtragen. Liegt bereits ein bösartiger Tumor vor, muss eine operative Entfernung des Tumors mit Sicherheitsabstand erfolgen. Dabei handelt es sich dann um größere operative Eingriffe. Bei rechtzeitiger Entfernung der Polypen oder eines Tumors sind die Heilungschancen sehr gut. FRÜH-Erkennung ist also enorm wichtig. Und das geht so:

Abgasuntersuchungen: Stuhltest und Darmspiegelung

Ihre Teilkaskoversicherung empfiehlt Ihnen ab dem 50. Betriebsjahr einen sehr einfachen Test auf verstecktes Blut im Stuhl. Beim Auto würde man das als Abgasuntersuchung bezeichnen. Dieser Test kann über Antikörper unsichtbare Anteile des Blutfarbstoffes Hämoglobin im Stuhl nachweisen. Das Teströhrchen erhalten Sie bei Ihrem Arzt. Die Stuhlentnahme können Sie dann bequem und ohne Zeitdruck zu Hause durchführen. Danach wird das Röhrchen eingeschickt und im Labor analysiert.

Rückblickend haben diese Tests seit ihrer Einführung schon eine nachgewiesene Senkung der darmkrebsbedingten Sterblichkeit mit sich gebracht. Allerdings ist der Test noch nicht sensibel genug, da Polypen und Tumore nur in Intervallen und nicht kontinuierlich bluten. Ein negativer Test bietet also nur eine begrenzte Sicherheit.

Eine bessere Erkennungsrate erreicht die auch als Koloskopie bekannte Darmspiegelung, bei der eventuelle Polypen auch direkt behandelt werden können. Diese zahlt die Krankenkasse ab einem Alter von 50 Jahren, und mit einem Abstand von zehn Jahren noch eine weitere. War ein Familienmitglied ersten Grades (Eltern, Geschwister, Großeltern) an Darmkrebs erkrankt, so sollte die Darmspiegelung zehn Jahre vor dem Alter erfolgen, in dem der Krebs bei dem Verwandten ausbrach.

Dieses Vorgehen zeigt Wirkung: Gut die Hälfte aller Männer, die Anspruch darauf haben, haben diese Untersuchung bisher schon machen lassen und bei rund einem Fünftel wurden Vorstufen zum Darmkrebs entdeckt. Langzeituntersuchungen haben gezeigt, dass auf diese Weise bisher ca. 180 000 Darmkrebse verhindert und ca. 43 000 Karzinome in frühen Stadien entdeckt werden konnten.

TIPP Nehmen Sie ab 50 unbedingt die Darmkrebsvorsorge wahr!

Die andere Hälfte der Männer hat wohl zu viel Angst vor der Untersuchung – unbegründeterweise, denn man liegt während der etwa 20-minütigen Spiegelung in einem leichten Dämmerschlaf. Und es gibt noch eine Alternative, denn selbst in den Darm hält die Telemedizin mittlerweile Einzug. Eine kleine Kapsel-Kamera zeichnet – einmal geschluckt – ihre eigene wilde Achterbahnfahrt durchs Gedärm auf. Die GoPro für den Popo sozusagen. Der arme auswertende Arzt muss jedoch erstens das Gerät nach dem Stuhlgang wiederfinden und bergen und sich dann mehrere Stunden Material der Überwachungskamera anschauen. Manchmal bin ich sehr, sehr dankbar, dass ich Urologe geworden bin.

Rückwärtsgang beim Tankvorgang: Sodbrennen, Aufstoßen, Blähungen

Dank moderner Technik schalten sich Zapfpistolen automatisch ab, bevor der Tank überläuft. Wer allerdings manuell weiter nachfüllt, dem kann das Benzin natürlich entgegenkommen. Beim Magen ist es ganz ähnlich – er hat einen Rücklaufschutz zwischen Magen und Speiseröhre. Ist dieser Muskel aber geschwächt oder überfordert, kann die aggressive Salzsäure aus dem Magen zurück in die Speiseröhre fließen und diese reizen. Das bewirkt das unangenehme Sodbrennen.

> **TIPP**
> Essen Sie langsam und kauen Sie ausreichend lange!

Was im Volksmund Rülpsen genannt wird und sich oft anhört wie eine Fehlzündung, bezeichnet der Mediziner als Eruktation. Muss man nach dem Essen oder Trinken vermehrt aufstoßen, hat man möglicherweise zu schnell gegessen, zu große Bissen geschluckt (beim Mann wahrscheinlich) oder währenddessen zu viel geredet (beim Mann eher unwahrscheinlich). Auf diese Weise gelangt Luft in die Speiseröhre. Dies passiert durch ein falsches Abbiegen der Luft an der besagten großen Kreuzung im Rachen. Da wir pro Tag zum Teil über 1000 Mal schlucken und bei jedem Schluckakt 2–3 ml Luft in den Magen strömen, können Sie sich leicht ausrechnen, wie wir täglich unseren Magen aufpumpen. Kohlensäurehaltige Getränke wie Mineralwasser, Sekt oder Bier verstärken diese Neigung zum Bölken. Es gibt auch Lebensmittel wie Zwiebeln, Hülsenfrüchte, Paprika oder Kaffee, die im Magen Gas freisetzen. Und wer ein richtiger Luftikus sein möchte, kaut zusätzlich viele Kaugummis und raucht.

Sind also Bier und Zigaretten ein Grund dafür, dass Luftdruck gemeinhin in »bar« angegeben wird? Wohl eher nicht. Denn der überwiegende Teil der Darmgase fällt bei der Verdauung selbst an, so wie etwa Kohlendioxid aus der Neutralisierung von Magensäure und Fettsäuren. Außerdem entstehen Darmgase, wenn Kohlenhydrate unverdaut in den Dickdarm gelangen und dort von Bakterien vergoren werden, beispielsweise bei der Milchzuckerunverträglichkeit (Laktoseintoleranz). Ein Großteil des Kohlendioxids wird über das Blut in die Lunge transportiert und dann abgeatmet, der Rest muss durch den Hinterausgang aus der »Bar« geworfen werden, um den Druck zu senken.

Was dabei Zähl-Bares herauskommt? Durchschnittlich 10 bis 20 Pupse pro Tag. Und wie wir alle wissen, geht das nicht immer geräuschlos vonstatten. Das Kohlendioxid selbst ist übrigens geruchlos. Der Geruch von Blähungen ist ein Mix aus Gärungsprodukten wie Wasserstoff, Stickstoff, Methan, sowie Ammoniak, Schwefel oder Wasserstoffsulfid. Und bitte Vorsicht mit offenem Feuer: Dieser Mix ist allen Ernstes ein entzündliches Gasgemisch …

Dichtungsringe: Hämorrhoiden

Hämorrhoiden haben zwar keinen guten Ruf, aber immerhin einen Sinn. Sie sind naturgegeben vorhandene Gefäßpolster am unteren Ende des Mastdarms und dienen dem Feinverschluss des Afters. Während einer Darmentleerung treten sie rücksichtsvoll zur Seite, um sich danach wie ein Schwellkörper wieder mit Blut zu füllen und den Darm zu verschließen. Im übertragenen Sinne sind Hämorrhoiden also die Dichtungsringe des Anus.

Spricht man hingegen im Volksmund von Hämorrhoiden, dann meint man damit deren krankhafte und nicht selten schmerzhafte Vergrößerung. Ähnlich wie Krampfadern am Bein weiten sich die Gefäße aus und stülpen sich nach außen. Typische Beschwerden sind ein brennender Juckreiz und gelegentlich hellrote Blutauflagerungen auf dem Stuhlgang. Schätzungen zufolge leiden zwei von drei Männern mindestens einmal im Leben darunter. Sie sind also so verbreitet wie poröse Gummis an der Auspuff-Aufhängung eines Pkw aus den 1970ern.

Begünstigt wird ihre Entstehung durch Darmträgheit oder chronische Verstopfung mit vermehrter Bauchpresse beim Stuhlgang. Darmträgheit kommt durch mangelnde Bewegung, eine zu geringe Flüssigkeitsaufnahme oder eine ballaststoffarme Kost. An diesen Punkten sollte man also ansetzen, wenn man darunter leidet. Hilfreich sind auch Sitzbäder mit entzündungshemmenden und heilenden Zusätzen wie Kamille. Der Arzt verschreibt zunächst Salben gegen die Schmerzen und den Juckreiz, manchmal auch mit dem Inhaltsstoff Cortison oder blutstillenden Mitteln. Bei einer Verödung wird mit einer feinen Nadel eine Lösung in die vergrößerten Gefäßknäuel gespritzt, was dann zu einer Vernarbung führt, und bei einer Operation werden in Narkose oder lokaler Betäubung die Blutgefäße abgebunden oder entfernt.

TIPP

Lassen Sie JEDE Blutbeimengung beim Stuhlgang abklären!

Hämorrhoiden sind zwar immer lästig, aber niemals bösartig. Jedoch können Sie die Diagnose von bösartigen Tumoren des Dickdarms verzögern, weil man Blutbeimengungen einfach nur auf die Hämorrhoiden zurückgeführt hat. Man kann schließlich sowohl Läuse als auch Flöhe haben, wenn Sie wissen, was ich meine …

Katalysator und Lambdasonde: Leber und Bauchspeicheldrüse

Die Leber ist das größte und schwerste Organ im Inneren des männlichen Körpers und erfüllt rund 5000 verschiedene Funktionen, die ich unmöglich auf diesen zwei Seiten beschreiben kann! Daher nur ein kurzes Tätigkeitsprofil: Sie ist gleichzeitig Kraftwerk für Energie, Fabrik für Proteine, Lagerhalle zur Bevorratung, Sicherheitsdienst für die Immunabwehr und Müllabfuhr zur Entgiftung. Aufgrund ihrer Multifunktionalität bleibt sie auch für uns Ärzte oft so geheimnisvoll wie das, was sich unter der Plastikabdeckung eines modernen Motorblocks abspielt.

Wo also fangen wir an? Die Leber ist eine große Drüse und das Zentralorgan des Stoffwechsels. Man findet sie bei geöffneter Motorhaube im rechten Oberbauch direkt unter dem Zwerchfell. Sie wiegt bis zu 2 kg, ihre Konsistenz ist weich, der Innenaufbau sehr gleichmäßig. Die große Pfortader ist der Lieferanteneingang. Über diese erhält die Leber zur Weiterverarbeitung Blut mit Nahrungsbestandteilen aus Magen und Darm mit Abbauprodukten der Milz sowie mit Hormonen der Bauchspeicheldrüse. Aus den Fetten der Nahrung stellt sie das lebenswichtige Cholesterin her. Die produzierten Proteine bilden einen Teil des Immunsystems und der Blutgerinnung. Die Leber wandelt Glukose – also Zucker – in dessen Speicherform Glykogen um und deponiert dieses wie in einem großen Ersatzteillager. Als Katalysator macht sie Giftstoffe unschädlich und aus den Abfallstoffen des Blutes bildet sie die Galle, die entweder in der Gallenblase gespeichert oder über den Hauptgallengang in den Darm abgegeben wird. Außerdem enthält die Galle noch Gallensäuren zur Fettverdauung.

Leberprobleme bleiben oft lange unbemerkt, da die Beschwerden anfangs unspezifisch sind, genannt seien hier nur Abgeschlagenheit, Müdigkeit oder Kopfschmerzen. Die häufigsten Lebererkrankungen kennt jeder: Hepatitis, also eine Entzündung, oder die verbreitete Fettleber, bei der sich Fett in den Leberzellen ablagert bis hin zur Zirrhose – der Schrumpfleber.

> **TIPP** Schützen Sie Ihre Leber durch gemäßigten Alkoholkonsum!

Für etwa die Hälfte aller Lebererkrankungen ist Alkohol verantwortlich. Die andere Hälfte stammt von Stoffwechselkrankheiten, Medikamenten oder Virusinfektionen.

Daher hier das kleine ABC der Virus-Hepatitis: Beginnen wir recht harmlos. Die Hepatitis A heilt im Gegensatz zur Hepatitis B und C meist rasch ab und wird niemals chronisch. Sie wird durch verunreinigtes Trinkwasser oder kontaminierte Lebensmittel übertragen. Die Hepatitis B hingegen zählt zu den häufigsten Infektionserkrankungen überhaupt. Etwa 350 Millionen Menschen leiden weltweit darunter. Sie ist auf dem Blutweg hochinfektiös, die Hauptansteckungsquelle ist aber ungeschützter Geschlechtsverkehr. Kondome schützen, außerdem gibt es gegen Hepatitis B eine Impfung. Die Krankheit kann – ebenso wie die dritte im Bunde, die nur durch Blut übertragbare Hepatitis C – chronisch verlaufen. Dann ist auch das Risiko für eine nachfolgende Leberzirrhose oder Leberkrebs erhöht.

Bei der Zirrhose ersetzt narbiges Bindegewebe zunehmend die normale Gewebestruktur. Die Leberzellen sterben ab und die Leber kann ihre zahlreichen Aufgaben nicht mehr erfüllen. Mit der Zeit wird sie härter und schrumpft. Auch in anderen Organsystemen kommt es nach und nach zu Ausfällen und Störungen. Eine Schrumpfleber bildet sich in der Regel nicht mehr zurück, obwohl die Leber ansonsten eine erstaunliche Regenerationsfähigkeit besitzt.

In direkter Nachbarschaft zur Leber zwischen Magen und Dünndarm liegt die Bauchspeicheldrüse – auch Pankreas genannt. Ihre Funktion gleicht jener der Lambdasonde beim

Auto, welche den Restsauerstoffgehalt der Abgase misst und für eine optimale Gemisch-Zusammensetzung sorgt. Mit dem Unterschied, dass die Bauchspeicheldrüse nicht für den Sauerstoff, sondern für den Blutzuckerspiegel zuständig ist. Diesen reguliert sie über die Freisetzung des Hormons Insulin. Insulin senkt den Blutzuckerspiegel, indem es Körperzellen dazu anregt, Glukose aus dem Blut aufzunehmen.

Daneben hat die Bauchspeicheldrüse aber auch wichtige Verdauungsaufgaben. Ihre Enzyme spalten Eiweiße, Kohlenhydrate und Fette in eine von der Darmschleimhaut verwertbare Größe auf. Dazu werden ihre Sekrete in einem Hauptausführungsgang gesammelt und dann in den Zwölffingerdarm abgegeben. Die Bauchspeicheldrüse ist zwar klein, aber extrem fleißig. Obwohl sie nur 100 g schwer ist, produziert sie täglich ca. 2 Liter Verdauungssäfte.

Und hier liegt ein weiteres Problem: Bei einer Entzündung der Bauchspeicheldrüse (sogenannte Pankreatitis), beispielsweise wenn der Weg in den Darm durch einen Gallenstein versperrt ist, führen die austretenden Enzyme oft zu einer Selbstverdauung des Organs. Die Enzyme sind nämlich ähnlich aggressiv wie ausgelaufene Schwefelsäure einer Autobatterie. Das ist nicht nur gefährlich, sondern auch häufiger Grund für eine unzureichende Insulinproduktion mit nachfolgender Zuckerkrankheit (Diabetes mellitus). Die Bauchspeicheldrüse ist tatsächlich ein ziemlich störanfälliges Bauteil!

FUN FACTS: DARM UND LEBER

- Im Laufe eines durchschnittlichen Lebens werden im Darm rund 30 Tonnen Nahrung und über 50 000 Liter Flüssigkeiten verarbeitet.
- Im Darm leben rund 500 verschiedene Bakterienarten und zehnmal mehr Bakterien, als der Körper an eigenen

Zellen besitzt. Jedes Gramm Stuhlgang enthält mehr Bakterien, als es Menschen auf der Erde gibt!

- Rund 100 Millionen Nervenzellen sitzen wie ein dünnes Netz in den Darmwänden. Das sind mehr, als das gesamte Rückenmark besitzt. Dabei sind die Zelltypen, Wirkstoffe und Rezeptoren weitgehend identisch mit denen im Gehirn.
- Lebermenü: Currywurst mit Kaffee? Studien haben gezeigt, dass Männer, die mindestens drei Tassen Kaffee pro Tag tranken, bessere Leberwerte hatten als Nicht-Kaffee-Trinker. Und Kaffee hatte ebenso wie Curry (Kurkuma) in Versuchsserien einen gewissen Schutzeffekt vor Hepatitis-C-Viren.

Bevor Sie den Test zur Darmfunktion durchführen, beachten Sie folgende Hinweise:

Wer wissen will, ob die Nervenversorgung seines Darms normal ist, kann dies mit dem Fragebogen zum sog. NBD-Score (NBD = neurogenic bowel dysfunction) von Coloplast testen. Der NBD-Score ist ein Hilfsmittel zur Unterstützung der Diagnosestellung von neurogenen Darmfunktionsstörungen, einer Begleiterscheinung im Rahmen einer jeden Rückenmarkschädigung. Sie kann sich durch eine fehlende Stuhlkontrolle, Verstopfung, Blähungen oder Schmerzen äußern. Da der NBD-Score ausschließlich für Querschnitt-Patienten validiert ist, darf er bei Menschen, deren Rückenmark intakt ist, ausdrücklich nur zur ersten orientierenden Einschätzung der Darmfunktion verwendet werden. Bitte suchen Sie in jedem Fall bei Darmproblemen zeitnah einen Arzt auf und lassen Sie sich grundlegend untersuchen.

Der Neurogene Darmdysfunktions-Score (NBD*)

		Punkte
1. Wie oft entleeren Sie Ihren Darm?	☐ Täglich	0
	☐ 1–6 mal die Woche	1
	☐ Weniger als einmal pro Woche	6
2. Wie viel Zeit benötigen Sie für die Stuhlentleerung?	☐ Weniger als 30 Minuten	0
	☐ 31–60 Minuten	3
	☐ Länger als eine Stunde	7
3. Verspüren Sie Missempfindungen wie Schwitzen, Schwindel oder Kopfschmerzen während oder nach der Stuhlentleerung?	☐ Ja	2
	☐ Nein	0
4. Nehmen Sie Medikamente (Tabletten), um Verstopfungen zu behandeln?	☐ Ja	2
	☐ Nein	0
5. Nehmen Sie Medikamente (Tropfen oder Flüssigkeiten), um Verstopfungen zu behandeln?	☐ Ja	2
	☐ Nein	0
6. Wie oft nutzen Sie die digitale Entleerung? (Ausräumen bzw. Stimulieren des Rektum mit dem Finger)	☐ Weniger als einmal die Woche	0
	☐ Einmal oder mehrmals die Woche	6

Frage	Antwort	Punkte
7. Wie oft verlieren Sie unfreiwillig Stuhl?	☐ Täglich	13
	☐ 1–4 mal pro Woche	7
	☐ 3–4 mal im Monat	6
	☐ Ein paar Mal im Jahr oder weniger	0
8. Nehmen Sie Medikamente, um die Stuhlinkontinenz zu behandeln?	☐ Ja	4
	☐ Nein	0
9. Haben Sie unkontrollierte Blähungen?	☐ Ja	2
	☐ Nein	0
10. Haben Sie Hautprobleme im Bereich des Afters?	☐ Ja	3
	☐ Nein	0

Schwere der Darmdysfunktion
0–6 Punkte: sehr gering / 7–9 Punkte: gering
10–13 Punkte: moderat / 14–47 Punkte: schwer

Gesamtpunktzahl: ______
(zwischen 0 und 47)

*Neurogenic Bowel Dysfunction

Ostomy Care / Continence Care / Wound & Skin Care / Urology Care

230N IP 251 Z

Coloplast GmbH, Postfach 70 03 40, 22003 Hamburg, ServiceTelefon 0800 780 9000

ÖLFILTERUNG
Der Harntrakt

Eau de Toilette – Der Wasserkreislauf

Kennen wir das nicht alle? Unterwegs auf der Autobahn. Plötzlich müssen wir rechts raus. Entweder, weil der Tank leer oder die Blase voll ist. Manchmal trifft auch beides zu.

Auf jeden Fall sagt die Statistik Folgendes darüber aus: Beim Boxenstopp auf dem Rastplatz kommt als Erstes das Wasserlassen, dann das Essen und Trinken. Unser dringendstes Bedürfnis hat also oberste Priorität, wenn wir eine Raststätte ansteuern. Nüchtern betrachtet müsste »Tank & Rast« daher eigentlich anders heißen: zum Beispiel »Blase & Buletten« oder »Niere & Nahrung«. Egal. Jedenfalls müssen wir anhalten, weil wir nicht mehr einhalten können.

Die Ursache ist in unserem Öl- und Wasserkreislauf verortet. Druck macht dabei die Blase, sprich die Flüssigkeit im Wassertank. Der Wassertank ist ein Ausdehnungsgefäß, das sich so lange ausdehnt, bis wir zum Austreten rechts rausfahren müssen. Es ist übrigens kein Kühlwasser, das wir dort sammeln. Der Kühleffekt wird beim Mann nämlich über Oberflächenverdunstung, also Luftkühlung erreicht. Aber das betrifft ein anderes Bauteil und gehört mehr in den Bereich der Klimaanlage.

Dennoch muss das, was wir ins Wassersystem oben einfüllen, unten irgendwann wieder heraus. Jedenfalls der Teil an Flüssigkeit, der unterwegs auf der Autobahn oder sonst irgendwo im Verkehr nicht ausgeschwitzt wurde.

Die auf diesem Wege zentrale Station sind die Nieren, gleichzeitig Ölfilter und Wasserpumpe. Die Flüssigkeit verlässt uns als Urin, hierzu dient der Schließmuskel als Ablassventil und die Harnröhre als Ablaufschlauch. Bei einem Motor wird vorzugsweise demineralisiertes destilliertes Wasser als Kühlflüssigkeit verwendet, damit sich keine Kalkablagerungen bilden. Da der Mensch, auch der Mann-Mensch, nicht unbedarft destilliertes Wasser trinken sollte, neigt er zu Verkalkungen, also Nierensteinen, die dann zu Koliken führen können. Aua, aua! Dieses Phänomen ist in etwa vergleichbar mit einer Filterversandung. Auch andere Defekte wie Überhitzungen (Entzündungen) mit Motor-Fieber können fatale Folgen haben.

Daher immer die Kühltemperatur im Auge behalten und bei steigender Temperatur über 80° beim Auto oder 38° bei der Mann-Maschine sofort rechts raus. Warten Sie möglichst nicht bis zur nächsten Raststätte. Fahren Sie an den Straßenrand oder in eine Nothaltebucht, schalten Sie den Motor ab und öffnen Sie die Motorhaube, damit die Hitze entfliehen kann. Flüssigkeit nachfüllen, Warnblinkanlage einschalten und Warndreieck aufstellen. – All das brauchen Sie natürlich nicht zu tun, wenn Sie nur mal zum Müssen raus müssen.

Filterelemente: Die Nieren

Jeder Mensch hat zwei bohnenförmige Nieren. Sie befinden sich beidseitig neben der Wirbelsäule an der Rückwand des Bauchraumes. Wegen der darüber liegenden Leber sitzt die rechte Niere meist etwas tiefer als die linke Niere. Die Strukturen des Harnsystems haben die Aufgabe, die Abbauprodukte des Körpers zu beseitigen. In Autosprache: Die Ölfilter sorgen dafür, dass das Motoröl frei von Schmutzpartikeln, Ruß oder unverbranntem Kraftstoff bleibt.

Unglaubliche 300 Mal pro Tag filtern die Nieren das gesamte Blut, pro Minute etwa 1,2 Liter, insgesamt ergibt das pro Tag über 1500 Liter gefiltertes Blut. Das Blut tritt aus den Nierenarterien in die Nieren ein und wird durch den Blutdruck gegen einen dreischichtigen Filter aus speziellen Zellen gepresst. Jede Niere besteht aus mehr als einer Million kleinster solcher Filtereinheiten. Da die Proteine und Blutkörperchen für die Poren zwischen den Zellen zu groß sind, gelangen nur kleine gelöste Stoffe und Wasser hindurch.

Aber nicht nur dieser Espresso-Effekt reinigt das Blut. Auf dem Weg des Urins durch kleine gewundene Nierenkanälchen werden wertvolle Substanzen wie Wasser, Moleküle, Zucker, Aminosäuren und Proteine auch wieder zurückgewonnen. Gleichzeitig gelangen noch im Blut befindliche Abbauprodukte aktiv in die Nierenkanälchen. Dieser Vorgang wird als Sekretion bezeichnet. So können die Nieren auch Rückstände von Arzneimitteln und anderen Fremdstoffen gezielt beseitigen. Der Urin enthält also neben 95 % Wasser auch Salze, Säuren und potenziell giftige Stickstoffverbindungen, die beim Eiweißstoffwechsel anfallen.

Die mit dem Urin ausgeschiedene Wassermenge spielt eine wichtige Rolle bei der Aufrechterhaltung des richtigen Blutvolumens und somit auch des Blutdrucks. Sie unterliegt einer Steuerung durch Hormone. Da die Nieren helfen, den Blutdruck zu regulieren, gibt es einen engen Zusammenhang zwischen Nierenerkrankungen und Herzkrankheiten.

Aus den Nieren gelangt der Urin über die 25–30 cm langen Harnleiter in die Harnblase – einem elastischen, muskulären Sack, in der Urin gesammelt und letztendlich über die Harnröhre ausgeschieden wird. Während sich die Harnblase füllt, sorgen Gehirn und Nerven dafür, dass die Muskelstrukturen erschlaffen und der Urin gespeichert wird. Schon ab einem Füllungsvolumen von 200 ml kann aber das Gefühl des »Harndrangs« ausgelöst werden. Bei einem Volumen von etwa 500 ml beginnt die Blasenmuskulatur sich zusammenzuziehen, den inneren Blasenschließmuskel zu öffnen und es kommt zur Harnentleerung, sofern der äußere Schließmuskel dies nicht verhindert.

Die Harnröhre stellt den Ausscheidungskanal des Harntraktes dar. Beim Mann erstreckt sich die Harnröhre von der inneren Harnröhrenöffnung der Harnblase durch die Prostata bis zur äußeren Harnröhrenöffnung an der Penisspitze. Die gesamte Harnröhre des erwachsenen Mannes hat von der Blase bis zur Mündung eine Länge von etwa 17,5–20 cm, bitte nicht zu verwechseln mit der Penislänge. Das Thema hatten wir ja schon …

Filterversandung: Nierensteine

Nierensteine sind eine Zivilisationskrankheit. In den westlichen Industrienationen nimmt die Häufigkeit stetig und rapide zu. Über eine Million Menschen müssen jedes Jahr in Deutschland deswegen behandelt werden! Am häufigsten erkranken Erwachsene im Alter zwischen 20 und 50 Jahren. Und bei jedem vierten Betroffenen bilden sich immer wieder Harnsteine.

Die Entstehung der einzelnen Steinarten ist sehr unterschiedlich, das Grundprinzip ist aber immer das gleiche. So wie ein Ölfilter im Pkw durch Staub, Metallabrieb oder Ruß verschmutzt werden kann, so können sich Harnbestandteile bei erhöhter Konzentration zu Kristallen formen und die ableitenden Harnwege verstopfen. Nieren- und Harnleitersteine entwickeln sich also meist durch falsche Trink- und Ernährungsgewohnheiten oder Stoffwechselstörungen – Steine in der Harnblase hingegen als »Verschlammung« aufgrund von Blasenentleerungsstörungen mit Restharnbildung und Entzündungen. Bleiben Nierensteine aufgrund ihrer Größe im Harnleiter stecken, lösen sie oft heftige Schmerzen aus, die meist an einer Flanke beginnen und dann in den Unterbauch ausstrahlen – Koliken! Hinzu kommen oft Kaltschweißigkeit, Übelkeit und Erbrechen. Es kann Blut im Urin sichtbar sein. Kleine Steine, die bereits kurz vor der Harnblase liegen, gehen zu einem hohen Prozentsatz von alleine ab.

Die Basistherapie ist mehr als simpel: Saufen und Laufen! Also eine hohe Trinkmenge und viel Bewegung. Die Trinkmenge sollte so hoch sein, dass eine Urinproduktion von etwa 2 Liter pro Tag zustande kommt. Getränke wie schwarzer Tee, Kaffee und Cola sollten aber nur in vernünftiger Menge genossen werden. Sogar Geschlechtsverkehr fördert den Abgang kleiner Steine durch Entspannung der Harnleitermuskulatur. Große oder unglücklich eingeklemmte Steine müssen gelegentlich auch operiert werden. Hier kommen meist endoskopische Verfahren zum Einsatz, bei denen der Stein über den natürlichen Harnweg zertrümmert und herausgezogen wird. Die Steine sind oft nicht größer als ein Reiskorn, einige wachsen jedoch auf einen Durchmesser von mehreren Zentimetern an, manche füllen das gesamte Nierenhohlsystem aus. Dabei sind viele Steine vermeidbar, kein Stein muss sein.

TIPP Trinken Sie so viel, dass Sie mindestens 1,5 bis 2 Liter Urin am Tag ausscheiden!

Man unterscheidet sechs verschiedene Nierensteintypen, die sich in ihrer chemischen Zusammensetzung unterscheiden. Die meisten Nierensteine bestehen aus Calciumsalzen, meist Calciumoxalaten. Oxalat ist überraschenderweise in ansonsten gesunden Lebensmitteln wie Spinat, Mangold oder Rhabarber in hoher Konzentration enthalten. Und einen hohen Calciumgehalt haben viele Milchprodukte. Das Paradoxe bei Calciumoxalat-Steinen ist, dass man sich dennoch calciumreich ernähren sollte! Der Hintergrund ist folgender: Das Calcium aus der Nahrung bindet Oxalat schon im Darm und verhindert so einen Übertritt in die Nieren. Calcium befindet sich auch in Obst (z. B. Orangen) und Gemüse wie beispielsweise Brokkoli.

Auch die Mineralstoffe Magnesium und Kalium schützen vor Nierensteinen. Setzen Sie daher auf kalium- und magnesiumreiche Lebensmittel wie beispielsweise Bananen. Des Weiteren zeigen Zitrusfrüchte (außer Grapefruit) positive Effekte. Es gibt Hinweise, dass Vegetarier seltener Nierensteine bekommen könnten. Auch das Natrium aus Kochsalz (Natriumchlorid) kann sich mit dem Oxalat verbinden. Man empfiehlt daher eine kochsalzarme Ernährung von unter 1,5 g Natrium pro Tag.

Ein erhöhter Harnsäurespiegel im Blut ist unter dem Krankheitsbegriff »Gicht« bekannt – noch eine Wohlstandskrankheit. Harnsäure ist ein Endprodukt aus dem Protein-Stoffwechsel. Insbesondere tierisches Eiweiß aus rotem Fleisch erhöht so das Risiko für Nierensteine. Und Vorsicht: Strenge Abnehmkuren sind auch nicht zu empfehlen, denn sie können durch den Eiweißabbau das Risiko sogar erhöhen. Da sich Harnsäuresteine besonders gut in saurem Urin bilden, kann durch eine medikamentöse Anhebung des Säurewertes im Urin das Risiko gesenkt werden. Bei Vorliegen einer Harnwegsentzündung, insbesondere im oberen Harntrakt können sich sogenannte Infektsteine bilden. Durch enzymbildende Bakterien verschiebt sich der Säurewert des Urins ins Alkalische (Basische). Infektsteine sind also als einzige nicht sauer, aber trotzdem – wie ich aus jahrelanger Erfahrung berichten kann – irgendwie böse …

Filt-ratlos: Nierenschwäche

Etwa fünf Millionen Menschen in Deutschland leben mit einer eingeschränkten Filtratfunktion der Nieren, einer sogenannten Niereninsuffizienz. Viele wissen nichts davon, weil sie keine Beschwerden haben. Wer bemerkt schon bei 'nem Zwölfzylinder, wenn ein oder zwei Töpfe nicht funktionieren? Erst wenn mehr als 60–70 % der Filtereinheiten nicht mehr arbeiten, kommt es zu einer so starken Einschränkung der Nierenfunktion, dass sich Stoffe im Blut sammeln, anstatt ausgeschieden zu werden.

Als klassische Nierenblutwerte bekannt sind vor allem Kreatinin und Harnstoff. Diese Stoffe sind zwar selbst nicht schädlich, ihre Konzentration im Blut gibt aber ganz gut Auskunft über das Ausmaß der Nierenfunktionseinschränkung. Die chronische Nierenschwäche ist eine Erkrankung, die langsam über Monate bis Jahre fortschreitet. Häufige Ursachen sind Zuckerkrankheit, Bluthochdruck oder Entzündungen in den Nieren. So leidet jeder vierte Diabetiker irgendwann auch unter Nierenbeschwerden. Seit einigen Jahren ist bekannt, dass Fettleibigkeit die Nieren ganz direkt über Hormoneinflüsse schädigt, wodurch sich die Zahl der durch Übergewicht verursachten Nierenschäden in den letzten 30 Jahren verzehnfacht hat. Ohne Therapie würde die chronische Niereninsuffizienz letztendlich zum Tod führen, sofern die ausscheidungspflichtigen Substanzen und überschüssiges Wasser nicht aus dem Körper entfernt werden. Das geschieht mit Hilfe einer Blutwäsche (Dialyse) oder einer transplantierten Niere.

So einfach wie der Ölfilterwechsel beim Auto ist eine solche Transplantation natürlich nicht, aber die Niere gehört dennoch zu den am häufigsten gewechselten Bauteilen des männlichen Organismus. In Deutschland werden trotz aller Skandale etwa 2000 Nieren pro Jahr transplantiert. Die durchschnittliche Funktionszeit einer transplantierten Niere liegt – natürlich ohne Garantieschein – bei etwa neun Jahren. Es gibt aber auch Nieren, die nach über 20 Jahren noch eine gute Funktion zeigen.

TIPP

Werden Sie Organspender!

Dabei kann das »Ersatzorgan« sowohl von einem verstorbenen Spender kommen als auch als Lebendspende erfolgen.

Wenn Sie einem Angehörigen eine Niere spenden, fällt zwar Ihre eigene Nierenfunktion zunächst auf 50 % ab, aber schon nach wenigen Monaten steigert die verbliebene Niere ihre Funktion auf bis zu 80 % der vorherigen Gesamtleistung beider Nieren. Meine Meinung: Tot oder lebendig – ich finde, Organspende ist Ehrensache und der Spenderausweis sollte einen festen Platz im Portemonnaie direkt zwischen Fahrzeugschein und Führerschein haben!

Korrosion im Abwassertank: Blasenkrebs

Von den jährlich fast 30 000 Blasentumorerkrankungen sind Männer dreimal so häufig betroffen wie Frauen. Damit steht diese Krebserkrankung in der Tumor-Startaufstellung immerhin in der zweiten Startreihe auf Platz vier. Auch wenn das Erkrankungsalter im Durchschnitt über 70 Jahre liegt, können auch schon deutlich jüngere Männer betroffen sein.

Und reden wir nicht lange drum herum: Hauptrisikofaktor ist Tabak! Statistiken zufolge ist jeder zweite Blasenkrebs auf Zigaretten zurückzuführen. Dass Rauchen Lungenkrebs verursachen kann, ist jedem Mann auch ohne medizinische Vorbildung relativ leicht verständlich zu machen. Wer aber nicht versteht, wie man Schadstoffe in ein Organ inhalieren und dann über Flüssigkeit ein anderes Organ gefährden kann, dem gebe ich folgende Erklärung: Zwar sind in »modernen Zigaretten« weniger Teer und Nikotin als noch vor Jahren, dafür findet man beispielsweise die krebserregenden aromatischen Amine in erhöhter Konzentration, die nach Inhalation dann über die Blutbahn eben auch in die Harnblase gelangen.

TIPP Verzichten Sie auf jegliche Form des Rauchens!

Als Abwassertank kann diese dann mit solchen Gift- und Schadstoffen über einen längeren Zeitraum in Kontakt kommen. Dadurch verlieren die Zellen der Blasenschleimhaut ihren Zusammenhalt und neigen zur Entartung. Eine Schachtel Zigaretten pro Tag erhöht das Risiko um das Fünffache!

Überhaupt, was das Rauchen angeht, so ist das Denken des Mannes an Naivität nicht zu überbieten. Er glaubt tatsächlich, über viele Jahre täglich 20 Zigaretten mit allen enthaltenen Schadstoffen tief in seine Lungen inhalieren zu können, ohne dabei jeglichen Schaden anzurichten. Soll er aber beispielsweise bei einer Erkältung dreimal täglich mit Dampf von harmloser Kamille oder auch nur Kochsalzlösung inhalieren, beschwert er sich schon nach zwei Tagen, wenn noch keine Besserung eingetreten ist. Sei's drum! Es gibt ja noch andere Risikofaktoren.

Die aromatischen Amine kommen nämlich auch in vielen industriellen Fertigungsprozessen vor, bei Gummi und Farben, in Chemie und Pharmazie. Daher wird Blasenkrebs gelegentlich auch als Berufskrankheit anerkannt. Auch chronische Entzündungen, die wie eine Verschlammung des Tankes wirken, erhöhen langfristig das Risiko der Entartung, Wer schon einmal den Abwassertank bei einem Wohnmobil entleert hat, kann sich das sehr bildlich vorstellen. Familiäre Häufungen werden beobachtet, Baureihe und Seriennummer spielen also auch hier eine Rolle.

Leider gibt es keine zuverlässigen Frühsymptome. Schmerzen oder Probleme beim Wasserlassen treten oft erst spät auf und können auch andere Ursachen haben. Als absolutes Warnsignal ist Blut im Urin ohne Schmerzen anzusehen, denn acht von zehn Tumoren machen sich auf diese Weise bemerkbar. Dann müssen Sie schnell zum Urologen, wo eine Urinkontrolle, eine Ultraschalluntersuchung, eine Blasenspiegelung und eine Röntgenuntersuchung von den Nieren und Harnleitern veranlasst werden.

Bestätigt sich der Verdacht, so ist die Entfernung eines oberflächlichen Harnblasentumors fast immer mit einer endoskopischen Abschabung durch die Harnröhre möglich. Vier von fünf Tumoren sind Gott sei Dank oberflächlich, die Heilungsaussichten sind dann günstig. Aber wie Warzen auf der Haut neigen oberflächliche Blasentumore zu einem häufigen Wiederauftreten, daher sind sehr engmaschige Kontrollen durch Blasenspiegelungen erforderlich. Mittels regelmäßiger Blasenspülungen lässt sich der Tank auch von innen entrosten und versiegeln.

Und so lästig diese häufigen Spülungen und Inspektionen auch sind, sie sind enorm wichtig. Denn der Tumor darf auf keinen Fall in die Tiefe der Blasenmuskulatur einwachsen. Das passiert wie gesagt bei etwa 20 % der Fälle. Dann werden eine komplette Entfernung der Harnblase und eine alternative Urinableitung notwendig. Gängige Methoden sind ein Blasenersatz aus Dünndarmanteilen oder ein künstlicher Urinausgang über die Bauchdecke (Stoma) – große Operationen, die man nach Möglichkeit vermeiden möchte.

Da es aber selbst für die oben genannten Risikogruppen noch kein gesetzliches und gezieltes Früherkennungsprogramm für Blasenkrebs gibt, muss der Mann sich mal wieder selbst helfen. Dazu empfehle ich neben striktem Nikotinverzicht Folgendes:

Messstab: Urinteststreifen

Beim Auto ist es ganz einfach. Mal eben den Ölmessstab rausgezogen, Ölstand und -farbe kontrolliert, und schon kann man wieder beruhigt weiterfahren. Das geht beim Körper auch – plus einige Zusatzinformationen: Mittels frei verkäuflicher Urinteststreifen kann jeder Mann eine schnelle orientierende Eigenanalyse seines Urins durchführen. Einfach den Urin auffangen, Teststreifen eintauchen und nach 1–2 Minuten Verfärbungen anhand einer Farb-Vergleichsskala ablesen.

Dabei zeigen weiße Blutkörperchen Entzündungen an. Nitrit deutet auf eine Entzündung mit Darmbakterien hin. Eiweiß im Urin ist verdächtig auf Nierenschädigungen mit erhöhter Durchlässigkeit des Nierenfilters und rote Blutkörperchen können bei Steinen, Entzündungen, Tumoren oder Filterstörungen im Urin auftreten. Zucker sollte generell im

Urin nicht nachweisbar sein. Wenn doch, kann dies auf einen Diabetes mellitus hindeuten. Keton tritt bei verstärktem Fettabbau oder sehr eiweißreicher Kost im Urin auf und eine Erhöhung von Urobilinogen kann auf eine Leberfunktionsstörung oder einen gesteigerten Blutabbau hindeuten. Der Säurewert des Urins liegt normal bei etwa pH 5–6, mit einer Spannbreite von pH 4,5–8. Vegetarische Kost macht den Urin alkalischer, Fleisch eher sauer. Alles okay? Streifen in den Müll, wieder einsteigen und weiter …

SpURINsuche: Geruch und Farbe

Auch ohne Teststreifen gibt uns der Urin schon viele Informationen preis, die der gewiefte Urin-Spurensucher wie folgt interpretieren kann: Frischer Urin ist normalerweise fast geruchlos. Der typische Uringeruch nach Ammoniak entsteht erst nachträglich in Folge der Zersetzung durch Bakterien. Daher ist der Geruch auch bei Harnwegsinfektionen besonders intensiv. Vorübergehende Geruchsveränderungen sind meist harmlos. Beispielsweise kann der Urin nach dem Verzehr von Spargel vorübergehend nach Schwefel riechen. Grund ist die im Spargel enthaltene Asparagusinsäure. Auch Knoblauch oder Zwiebeln können den Urin nach Schwefel riechen lassen.

Beim Auftreten von Ketonen im Urin entsteht ein süßlich-fruchtiger bis saurer Geruch, der an acetonhaltigen Klebstoff oder Waschbenzin erinnert. Ursache kann ein unbehandelter Diabetes mellitus sein, aber auch bei Fieber, starker körperlicher Anstrengung, langen Hungerphasen sowie nach schweren Verletzungen oder Operationen können Ketone im Urin auftreten. Riecht der Urin nach faulen Eiern, kann unter Umständen ein Tumor oder ein anderer gewebezerstörender Prozess im Harntrakt vorliegen. Manche Medikamente verursachen einen sehr »chemischen« Geruch.

Die gesunde normale hellgelbe Urinfarbe stammt vom Urobilinogen, einem Abkömmling des Gallenfarbstoffes Bilirubin, welches wiederum ein Abbauprodukt des roten Blutfarbstoffes Hämoglobin ist. Ganz farblos ist der Urin nur bei erhöhter Flüssigkeitsaufnahme durch eine starke Verdünnung. Die vermehrte Trinkmenge aufgrund von starkem Durst kann Hinweis auf einen Diabetes mellitus sein. Die Zuckerkrankheit entzieht dem Körper viel Flüssigkeit. Übersetzt heißt Diabetes mellitus daher auch »honigsüßer Durchfluss«.

Am Morgen ist die Farbe des Urins dunkler gelb. Das liegt daran, dass der Harnstoff morgens besonders konzentriert ist. Eine Trübung hingegen kann auf eine Blaseninfektion hindeuten. Milchig-weißer Urin geht meist auf Harnsedimente zurück. Mineralische Kristalle (z.B. durch ausgefälltes Calcium oder Phosphat) machen ihn weiß und sehen manchmal aus wie Schneeflocken in einer Schüttelkugel. Wer viele Möhren isst, scheidet orangefarbenen Harn aus – irgendwie einleuchtend. Solche Carotin-Farbstoffe kommen aber auch in Tomaten, Orangen oder Paprika vor. Betanin in Roter Bete oder Brombeeren führt oft zu einem zartrosa Farbton.

TIPP

Blutiger Urin ohne begleitende Schmerzen muss dringend abgeklärt werden!

Ist der Urin aber kräftig rot, kann das ein Hinweis auf Blut im Urin sein. Achtung! Alarm, siehe oben! Oder es kann bei einer Muskelschädigung etwa nach einem Unfall mit starken Quetschungen oder extremem Leistungssport das Muskelprotein Myoglobin den Urin rot färben. Altes Blut löst sich im Urin auf und macht ihn dann braun. Auch eine Austrocknung und Fieber können hinter einer bräunlichen Verfärbung des Urins stecken. Eine ernstere Ursache für eine starke Braunverfärbung des Urins ist ein Leberversagen mit erhöhten Bilirubin-Blutwerten.

Der natürlich vorkommende Zucker Sorbitol, der als künstlicher Süßstoff eingesetzt wird, kann den Urin sogar schwarz färben, genau wie das Parkinsonmittel L-Dopa. Viele Multivitamintabletten machen den Urin orange. Eine blaue Färbung wird durch bestimmte bakterielle Infektionen hervorgerufen.

Grün ist dann meist die Mischfarbe aus dem gelbem Urin und der blauen Infektion. Ein echtes Grün hingegen erzeugt zum Beispiel der Genuss großer Mengen an Spargel oder Lakritz. Sie sehen: Pipicasso verfügt über eine sehr breite Farbpalette …

FUN FACTS: NIEREN UND URIN

- Einer Thailänderin wurden im Jahr 2006 bei einer Operation angeblich 421 Nierensteine entfernt. Ein Kanadier hingegen produzierte innerhalb von 15 Jahren 3711 Nierensteine, also mindestens jeden zweiten Tag einen. Der schwerste Nierenstein der Welt soll 356 Gramm gewogen haben.
- Männliche Hummer (nein, nicht die Automarke) benutzen Urin als Kampfstoff. Bei ihnen liegt die Harnblase im Kopfbereich. Bei Kämpfen bespritzen sie ihre Gegner mit Urin.
- In einer Studie wurde gezeigt, dass Hunde Prostatakrebs im Urin erschnüffeln können. Diese Fähigkeit kann möglicherweise irgendwann in der Früherkennung genutzt werden. Wobei der Gedanke an die praktische Durchführung dieser »Früherschnüffelung« etwas befremdlich ist.
- Zur Diagnose einer Zuckerkrankheit haben Ärzte früher Urin in den Sand gegossen, um zu sehen, ob dieser Wanzen anlockt. Alternativ haben sie einfach daran genippt, ob ein süßlicher Geschmack vorliegt. Irgendwie bin ich froh, dass das vor meiner Zeit war.
- »Pee Power«: Es gibt Forschungen zur Nutzung von Urin als Strom- und Wärmelieferant. Wenn also Urin als Treibstoff fürs Auto nutzbar wird, wird dann der Mann zum Selbstversorger und die Urologenpraxis zur Tankstelle?

SCORED-Fragebogen zum Screening auf eine symptomlose Nierenkrankheit

Wenn Sie unsicher sind, wählen Sie 0 Punkte.

	Punkte	
Alter:		
Zwischen 50 und 59 Jahren	2	
Zwischen 60 und 69 Jahren	3	
Älter als 70 Jahre	4	☐
Weibliches Geschlecht (trotz Männer-Buch)	1	☐
Bekannte Blutarmut (Anämie)	1	☐
Bekannter Bluthochdruck	1	☐
Bekannte Zuckerkrankheit (Diabetes)	1	☐
Herzinfarkt oder Schlaganfall in der Vorgeschichte	1	☐
Bekannte Herzmuskelschwäche	1	☐
Durchblutungsstörungen der Beine	1	☐
Nachgewiesenes Eiweiß im Urin	1	☐
Summe der Punkte (bitte auch auf S. 249 übertragen!)		☐

Bei einem Score von vier oder mehr Punkten liegt mit einer Wahrscheinlichkeit von 20 % eine chronische Nierenschwäche vor.

Literatur: Bang H, Vupputuri S, Shoham DA, Klemmer PJ, Falk RJ, Mazumdar M, Gipson D, Colindres RE, Kshirsagar AV.: SCreening for Occult REnal Disease (SCORED): a simple prediction model for chronic kidney disease, Arch Intern Med. 2007 Feb 26;167(4):374-81.

LACK UND VERDECK
Haut und Haare

Hautsache Mann – Porentiefe Einsichten

Männer sind besonders. Sie haben zum Beispiel ein dickeres Fell als Frauen. Genauer gesagt, hat Männerhaut häufig ein fettigeres, großporiges Hautbild und neigt eher zu Unreinheiten als Frauenhaut. Grundsätzlich ist die Haut beim Menschen das größte Organ – auch beim Mann. Nicht das andere Organ, wie mancher oder manche sich vielleicht primär wünschen würde.
Die gute Nachricht für Männer: Die um 0,2 mm dickere Männerhaut enthält einen höheren Anteil an Kollagen – ein hautstraffendes Eiweiß, das die Zellen in Top-Form hält. So bleibt Männerhaut auch nach höherer Laufleistung fester und robuster. Trotz Kollagen kommt es aber zur Faltenbildung, die bei Männern nach den Wechseljahren deutlich ausgeprägter ist als bei Frauen. Dafür haben Männer nichts mit Cellulite am Hut, sprich am Bein. Das Fahrwerk bleibt straff, auch ohne Schminke und Spachtelmasse. Und auch mit Falten kann er noch immer seine gesamte Kraft auf den Asphalt bringen.
Das heißt natürlich nicht, dass man sich auf die faule Haut legen sollte. Im Gegenteil: Natürlich kommt auch ein Körperflegel nicht ohne Waschanlage, Lackpflege und Politur aus. Vor allem, wenn er schon einige Jährchen auf dem Tacho hat. Neben vitaminreicher Ernährung, die für die Versorgung der Haut wichtig ist, ist es vor allem der Sport, der deren Durchblutung und Sauerstoffversorgung fördert. So oder so: Leider gehen die Jahrzehnte auch an echten Prototypen nicht spurlos vorüber. Narben und Altersflecken gehören beim interessanten Mann genauso dazu wie Kratzer und kleine Roststellen im Blechkleid

seines vierrädrigen Freundes. Und der passt ihm ja auch wie eine zweite Haut. Kein Grund zur Panik also. Führen wir uns lieber immer wieder vor Augen, dass Klassiker heutzutage so gefragt sind wie nie. Mehr noch: Sie werden mit dem Alter immer wertvoller. Vorausgesetzt, wir sorgen für deren Werterhaltung. Sonst ist der Lack irgendwann ganz ab.

Zum Haareraufen ist auch ein weiterer Aspekt des Alterungsprozesses: Das Ergrauen ist für die meisten Männer der Anfang des Grauens. Gleichzeitig verliert die Haarpracht an VoluMEN, das Verdeck wird porös, Geheimratsecken entstehen so schnell, wie sich kleine Ausstellfenster öffnen lassen. Getoppt wird das Ganze im wahrsten Wortsinn nur noch durch die Glatze. Aber ist der Cabriolet-Look wirklich ein Grund für Kapriolen oder gar zum Aus-der-Haut-Fahren? Ganz und gar nicht: Laut einer Umfrage des Männermagazins »GQ« finden »70,9 Prozent der Ladies, dass es keine negativen Auswirkungen hat, wenn der Mann die Haare verliert«. Dies gilt für bereits bestehende Beziehungen. Angeblich soll das kahle Haupt aber auch bei Singles die Flirt-Chancen erhöhen. Fazit: Mann kann auch »oben ohne« ein gewinnender Typ sein, der bei Frauen das Rennen macht.

Versiegelung: Die Haut

Sprechen wir also über das größte Organ unseres Körpers: die Haut. Ihre Oberfläche beträgt beim erwachsenen Mann etwa 2 m^2. Die Haut und ihre Anhangsgebilde wie Haare und Nägel schützen wie ein Fell die Gewebe und Organe im Körper vor äußeren Einflüssen.

Gleichzeitig ist die Haut aber viel, viel mehr als ein reiner Schutzmantel. Sie nimmt Nährstoffe auf und scheidet Abbauprodukte aus. Nervenrezeptoren reagieren auf Schmerz, Temperatur, Druck und Berührung, was die Haut gleichzeitig zu unserem größten Sexualorgan macht. Schweiß- und Duftdrüsen produzieren Duftstoffe, sogenannte Pheromone, die eine sexuelle Anziehungskraft auf die Partnerin ausüben. Über die Haut wird der Wärmehaushalt reguliert. Sie ist Luftkühlung und Klimaanlage unseres Pkw. Schweißdrüsen senken die Körpertemperatur durch Absonderung von Flüssigkeit. Deren Menge kann an heißen Tagen und bei körperlicher Aktivität mehrere Liter betragen.

Überhaupt ist die Haut durch Blut- und Lymphgefäße reichlich mit Flüssigkeiten versorgt. Zur Einfettung und zum Schutz der oberen Lackschicht vor Bakterien produzieren Talgdrüsen eine ölige Substanz. Die tiefste Hautschicht enthält Fettgewebe, das zur Wärmeisolation und als Anprallschutz dient. Auf unserer Außenhülle leben Milliarden Bakterien, Viren und Pilze, die naturgemäß dorthin gehören. Gegen unerwünschte Eindringlinge wiederum hilft der schwachsaure pH-Wert von etwa 5, der durch Absonderungen von Fettsäuren durch die Hautdrüsen entsteht. pH 5 auf der Haut kann also für den Mann genauso hilfreich sein wie 500 PS unter der Haube.

Der Wunderbaum: Geruch

Mit der Pubertät beginnen die »Schweißarbeiten« an unserer Außenhülle. Soll heißen, die männlichen Schweißdrüsen sondern unter dem Einfluss von Testosteron kleine Mengen des Pheromons Androstadienon ab. Dadurch entwickeln Jungs einen eigenen Körpergeruch, der wie der Innenraum eines jeden Autos seine ganz persönliche Duftnote trägt. Der gleiche Duftstoff kommt beispielsweise auch im Sperma vor. Unsere Pheromone tragen nach wissenschaftlichen Erkenntnissen sogar genetische Informationen, anhand derer unser Gehirn ermittelt, ob ein möglicher Partner genetisch zu uns passt. Umgekehrt könnte es ein Schutzmechanismus der Evolution gegen Inzucht sein, wenn sich halbwüchsige Jungen vom Körpergeruch ihrer Mutter abgestoßen fühlen. Schon Ödipus hat aber bewiesen, dass dieser Mechanismus durchaus fehleranfällig ist.

Unsere Leisten und der Intimbereich gehören zu den besonders warmen und feuchten Körperregionen. Hier gibt es viele Schweiß- und Talgdrüsen. Kommen dann noch Bakterien, abgestorbene Hautreste, Urin und Vorhauttalg dazu, entsteht Geruchsbildung.

TIPP
Waschen Sie den Intimbereich nicht mit herkömmlichen Seifen und Duschgels!

Dennoch sollten Sie nicht zu intensiv Seifen oder Duschgels in diesem Bereich verwenden, denn diese greifen den natürlichen Fett- und Säureschutzmantel der Haut an. Besser sind pH-neutrale Waschlotionen oder am besten nur Wasser. Es ist also ein sehr schmaler Grat zwischen zu viel und zu wenig Hygiene, und manchmal ist weniger mehr.

Man(n) erhalt's: Ohrenschmalz

Ohrenschmalz, auch Cerumen genannt, sieht nicht ästhetisch aus. Kein Autofahrer mag schließlich austretendes Schmierfett an einem Gleitlager. Aber – Sie ahnen es schon – selbst diese gelblich-braune Substanz erfüllt wichtige Funktionen. Sie befeuchtet den Gehörgang und erhält den Säureschutzmantel der Haut. Das Schmalz schützt vor Infektionen und befördert Schmutz, Staub und abgestorbene Hautzellen nach draußen. Die Ohrmuschel fungiert also etwa wie ein nach innen gestülpter Abschmiernippel. Dadurch reinigt sich das Ohr selbst.

Befindet sich zu viel von dem zähen Schmierstoff an der Ohrmuschel, können Sie ihn vorsichtig mit einem feuchten Waschlappen oder einem Wattestäbchen entfernen. Wenn sich ein Pfropf gebildet hat und es zu Einschränkungen der Hörfähigkeit kommt, ist es am sichersten und effektivsten, überschüssiges Ohrenschmalz vom Arzt entfernen zu lassen. Tja, nicht nur wir Urologen haben manchmal unappetitliche Aufgaben …

Patina: Dunkle Pigmente und Altersflecken

Durch den Einfluss von Testosteron in der Pubertät werden einige Hautbereiche dunkler, insbesondere der Genitalbereich. Dies liegt daran, dass die pigmentproduzierenden Hautzellen, die Melanozyten, hormonsensibel sind und in diesen Bereichen besonders dicht beieinanderstehen. Verstärkt werden kann die dunkle Verfärbung durch Reibung, was beispielsweise bei Sportlern häufig zu beobachten ist.

Aus Asien schwappt gerade ein neuer Schönheitstrend nach Europa, der genau an diesem Punkt ansetzt, das Penis- und Anal-Bleaching. Dabei wird die Haut im Genitalbereich mit Hilfe eines Lasers aufgehellt. Auch für Sie eine Erhellung, liebe Leser? Wohl eher nicht. Und für die älteren Leser: Stören Sie sich nicht an Ihren normalen Altersflecken. Die haben nämlich keine hormonelle Ursache, sondern sind das Ergebnis langjähriger UV-Belastung. Während Sonne die Lackierung eines Autos über Jahre eher ausbleichen lässt, wird Männerhaut im Alter dadurch eher fleckig, was uns direkt zum nächsten Thema bringt.

Rostbefall: Hautkrebs

Legen wir gleich den Finger in die Wunde beziehungsweise bohren den Schraubenzieher ins Blechkleid: Die wichtigsten Auslöser für Hautkrebs sind genetische Veranlagung und UV-Licht. Man unterscheidet zwei Arten von UV-Strahlen: UV-A-Strahlung kennen wir aus dem Sonnenstudio. Sie dringt tief ins Gewebe ein und lässt die Haut vorzeitig altern. Das Risiko, an einem Hautkrebs zu erkranken, ist um 50 % erhöht, wenn man vor dem 35. Lebensjahr beginnt, regelmäßig Solarien zu besuchen. Die kurzwelligere – und wegen ihres natürlichen Ursprungs aus dem Sonnenlicht vielleicht auch kurzweiligere – UV-B-Strahlung dringt zwar nicht so tief ein, verursacht aber in den oberen Hautschichten gefährliche Schäden in der Erbsubstanz DNA.

Die Bräunung entsteht übrigens dadurch, dass die Haut verstärkt den braunen Farbstoff Melanin produziert, der versucht, sich wie ein Bodyguard schützend vor die Zellkerne zu werfen und diese vor zu viel Energieeinwirkung zu bewahren. Bräune ist also nicht, wie wir es im Allgemeinen wahrnehmen, ein Ausdruck von Gesundheit, sondern eine Spur des Kampfes gegen die drohende Krankheit. Wenn die Energie-Einstrahlung aber trotz Melanin-Bodyguard zu stark ist, kommt es zu Verbrennungserscheinungen mit Rötung und Schmerzen, bekannt als Sonnenbrand. Aber auch ohne diese sichtbaren Folgen schädigt UV-Strahlung die Haut, genauer gesagt das Erbgut der Hautzellen. Wenn die Zellen es nicht schaffen, diese Schäden zu reparieren, können sie entarten und zu Krebszellen werden.

TIPP: Schützen Sie sich vor intensiver Sonneneinstrahlung!

Glücklicherweise haben wir keine Elefantenhaut, aber die Haut hat ein Gedächtnis wie ein Elefant. Sie vergisst nichts! So kann auch noch Jahre oder Jahrzehnte nach wiederholter intensiver Sonneneinwirkung ein Hautkrebs entstehen. Und wer über mehr als 50 Muttermale oder Leberflecken verfügt, hat ebenfalls ein erhöhtes Risiko.

TIPP: Nehmen Sie das Hautkrebs-Screening wahr!

Gesetzliche Kassen zahlen ab dem 35. Lebensjahr alle zwei Jahre ein Hautkrebs-Screening. Noch angenehmer ist natürlich eine regelmäßige intensive Inspektion durch die treusorgende Partnerin. Daher gebe ich Ihnen und Ihr das **A-B-C-D-E** der Hautkrebs-Selbstdiagnose an die untersuchende Hand:

A: Asymmetrie: Hat der Fleck eine unrunde, asymmetrische Form?

B: Begrenzung: Hat der Fleck einen »unscharfen« und unregelmäßigen Rand?

C: Colour: Hat der Fleck eine ungewöhnliche oder unregelmäßige Farbe?

D: Durchmesser: Hat der Fleck einen ungewöhnlich großen Durchmesser?

E: Entwicklung: Hat sich der Fleck verändert oder ist er neu aufgetreten?

Die Schutzmaßnahmen sind so einfach wie einleuchtend: Sonne meiden, Haut bekleiden, Creme einreiben (große Menge mit hohem Lichtschutzfaktor), gesund speisen (Vitamin D).

Sonderlackierung: Tattoos

Bei einer Tätowierung werden Farbpigmente mit einer Nadel dauerhaft in die mittleren Schichten der Haut eingebracht. Etwa jedes fünfte männliche Exemplar in Deutschland hat diese Sonderlackierung bereits bei sich anbringen lassen. Sollten Sie auch mit diesem Gedanken spielen, hier ein paar Warnhinweise meinerseits, getreu dem Motto: »Think before you ink!«

Beginnen wir harmlos: Tätowierte Hautstellen können weniger schwitzen. Damit kann man ja noch leben, steigern wir also etwas die Dramatik: Mangelnde Hygiene im Tattoo-Studio kann zu schweren Infektionen wie einer HIV- oder Hepatitisinfektion führen. Sollte nicht sein, passiert aber trotzdem. Wer selbst das nicht fürchtet, dem sei gesagt: Noch bis vor zehn Jahren konnten sehr sonderbare Inhaltsstoffe in der Sonderlackierung landen. Selbst Farben, die eigentlich für Autolacke vorgesehen waren, wurden in die Haut gestochen. Seither sind als besonders kritisch eingestufte Farbpigmente beispielsweise mit Schwermetallverbindungen zwar verboten, dennoch entdeckte die Stiftung Warentest 2014 in sechs von zehn Tätowierfarben krank machende und allergieauslösende Inhaltsstoffe, in zweien sogar sogenannte polycyclische aromatische Kohlenwasserstoffe, die als krebserregend gelten. Und die Farbpigmente bleiben nicht nur unter der Haut liegen, sondern wandern auch an andere Körperstellen – meist in die benachbarten Lymphknoten.

Die Langzeitfolgen? Noch nicht untersucht. Und zu guter Letzt: Bei einer Tattoo-Entfernung kann man den Lack nicht einfach wie beim Auto abschleifen. Bei einer Laserbehandlung werden die Farbpigmente in sehr kleine Teilchen aufgespalten und können dann vom Körper ganz langsam abtransportiert werden. Meine Prognose: Bei der großen Anzahl tätowierter Männer wird sich in Zukunft ein ganz neuer Forschungszweig in der Hautmedizin etablieren, und wo heute noch Tattoo-Studios sind, werden morgen Laser-Fachärzte ihre Werkstatt eröffnen …

TIPP: Not to do: Tattoo!

Das Verdeck: Haare

Wir polieren und versiegeln unser Auto, um ihm eine unsichtbare Schutzschicht gegen Witterungseinflüsse zu verleihen. Am Körper wird diese Funktion durch eine nahezu vollständige Behaarung übernommen. Bis zu fünf Millionen Haare schützen fast alle Körperbereiche vor UV-Strahlung, Wind und Kälte. Die Effektivität dieser Isolierfunktion kann der Körper selbst noch erhöhen, indem er die Haare über winzige Muskeln zusätzlich aufrichtet und so ein Luftpolster schafft. Es entsteht die bekannte »Gänsehaut«. Außerdem wirken Haare wie kleine Antennen zur Verstärkung der Berührungsempfindlichkeit. Und an Körperöffnungen wie Augen, Ohren und Nasenlöchern stehen sie als Wachposten gegen eindringende Schmutzpartikel.

Streng genommen sind Haare eigentlich Hörner, denn sie bestehen aus abgestorbenen Oberhautzellen, die zu Keratin umgewandelt und nach außen gedrückt werden. Umso erstaunlicher ist es, dass dieses nur ein Zehntel Millimeter dicke tote Gewebe relativ gesehen so belastbar ist wie ein Abschleppseil. Auf dem Kopf haben wir ca. 100 000 Haare, wovon wir pro Tag etwa 100 verlieren. Bitte nicht erschrecken, das ist ein ganz normaler Vorgang. Nach einer »Lebenszeit« von drei bis fünf Jahren fällt ein Haar aus und es wächst ein neues Haar an derselben Stelle wieder nach. Ein durchschnittliches Haar wächst übrigens etwa 1 cm pro Monat – bei Männern etwas schneller als bei Frauen – und kann dabei insgesamt eine Länge von bis zu 80 cm erreichen. Schnelligkeit ist aber nicht immer von Vorteil, denn männliche Haare fallen auch schneller aus.

Warum unsere Haarsoldaten mit zunehmender Lebensdauer ihren Parade-Dienst in der geschlossenen Formation auf der Kopfhaut quittieren und sich lieber an den erwähnten Körperöffnungen wie um ein Lagerfeuer zusammenrotten, bleibt zunächst ein Geheimnis der Natur. Aktuell laufen schon 15 Millionen Glatzköpfe in Deutschland herum, mehr als jeder zweite Mann »leidet« darunter. Und wenn die Evolution weiter voranschreitet – was ja durchaus zu erwarten ist –, sind wir in Zukunft komplett haarlos. Zum Wärmeschutz brauchen wir Haare wegen unserer Kleidung ja kaum noch, und weniger Haare bedeutet auch weniger Ungeziefer, also praktisch nur Vorteile. Trotzdem hängen wir Männer an unseren eigentlich verzichtbaren Haaren mehr, als die Haare an uns hängen.

Der Grund für deren grußlosen Abschied: Bei übermäßigem Haarausfall reagieren die Haarwurzeln der Kopfhaare empfindlich auf das Hormon Dihydro-Testosteron (DHT). Das passiert im Alter paradoxerweise sogar bei sinkendem Gesamt-Testosteronspiegel. Diese Testosteron-Überempfindlichkeit der Haarwurzel ist in 80 % der Fälle durch eine genetische Veranlagung bedingt. Männer mit vererbter Glatze haben demnach entgegen der verbreiteten Meinung keinen höheren Testosteronspiegel.

Neben Evolution und Genen gibt es auch andere ganz alltägliche Risikofaktoren für den Haarausfall: An erster Stelle ist Stress zu nennen, denn Abbauprodukte von Adrenalin und Cortisol greifen die Haarwurzel an. Aber auch falsche Ernährung bei Hungerkuren sowie chronische Hauterkrankungen, Sonnenbrand, Fieber, Eisenmangel, Schilddrüsenkrankheiten und viele Medikamente können zum Haareraufen sein …

Außerdem scheint es einen erstaunlichen Zusammenhang zwischen Cholesterinspiegel, Arteriosklerose und einer Glatze zu geben – Glatzköpfe erleiden statistisch gesehen dreimal häufiger Herzinfarkte! Da die Haarwurzeln so empfindlich auf Durchblutungsstörungen reagieren, könnte Haarausfall also sogar ein Warnsignal sein!

Es gibt einige medikamentöse Therapieansätze gegen Haarausfall, hier ein Blick in die Schublade der Haarpotheke: 17-alpha-Estradiol, direkt auf die Kopfhaut gegeben, hemmt den Testosteroneinfluss. Das Blutdruckmittel Minoxidil zeigt verstärkten Haarwuchs als Nebenwirkung, ebenso wie das Prostatamittel Finasterid, weil es den Einfluss von DHT sowohl auf die Prostata als auch auf die Haare blockiert.

Für eine haargenau haargerechte Ernährung gilt: viel Eisen, Zink und Vitamin H (Biotin). Und wie bei jedem Kapitel erwähne ich natürlich auch hier das Rauchen: Nikotin und andere Schadstoffe schädigen die Haarzellen, weswegen die Haare von Rauchern schneller ergrauen könnten. Asche auf das Haupt … Haare werden also nicht nur »ausfällig«, sondern auch blass.

TIPP

Falten, Glatze und graue Haare sollten Sie wirklich nicht jucken!

Eine dunkle Haarfarbe entsteht übrigens auch durch das Farbpigment Melanin, das in den Haarfollikeln in unterschiedlicher Menge produziert wird. Diese Produktion nimmt mit dem Alter tendenziell ab und das Ausbleichen unseres Verdecks nimmt folgerichtig mit dem Alter zu. Aber auch hier steuert die Natur dagegen. Evolutionsbiologisch werden Menschenhaare langfristig immer dunkler. Blonde Männer werden irgendwann ganz aussterben, da die Melaninproduktion genetisch bedingt ist und das Gen, das für deren Einschränkung verantwortlich ist, sich gegenüber dem Gen für dunkle Haare nicht durchsetzen kann.

Schon heute beträgt der Anteil der Weltbevölkerung mit blonden Haaren nur noch 1 %. Und so rothaarig wie der

Fuchsschwanz am Opel Manta sind ebenfalls nur 1–2 % der Bevölkerung. Aufgrund einer genetischen Variation haben diese anstatt des dunklen Melanins das rötliche Phäomelanin in den Haaren und in der sonnenempfindlichen hellen Haut. Abschließend ein kleiner Trost für die Blonden: Während brünette Menschen rund 100 000 Kopfhaare haben, besitzen blonde Männer an die 150 000 …

Lack ab: Hautläsionen durch Rasur

Fakt ist: Immer mehr Männer sind genitalrasurmäßig radikalisiert und daher radikal rasiert. War die Genitalrasur im Mittelalter ein wirksames Mittel im Kampf gegen Läuse, so stecken heute eher sexuelle Vorlieben oder ästhetische Erwägungen dahinter. Anders formuliert: »Auf einer frisch gemähten Wiese sieht der Zwerg aus wie ein Riese.« Oder wie der Engländer sagt: »Clear the forest and you can see the tree.«

Aber gut gemeint ist nicht immer gut gemacht. So ist eine häufige Folge der Nassrasur die sogenannte Follikulitis, das sind kleine Rasierpickelchen. Diese entstehen so: Durch warmes Wasser und die Verwendung von Rasierschaum werden die Hautporen stark erweitert. Die Haare quellen auf und werden dann bei der Intimrasur quasi unterhalb der Hautoberfläche abgeschnitten. Nach Abkühlung verschließt sich die Pore und es entsteht ein eingewachsenes Haar mit einer Talgverstopfung und Entzündung im Haarkanal. Wer von der Nassrasur dennoch nicht ablassen will, sollte zumindest immer frische Klingen benutzen! Enthaarungscremes und Epilierer können ebenfalls Reizungen und Allergien auslösen.

> **TIPP** Nutzen Sie bei der Intimrasur immer den Trimmer!

Meine Empfehlung geht daher ganz fortschrittlich in Richtung Elektroantrieb. Der elektrische Trockenrasierer mit einem kleinen Sicherheitsabstand bei der Längeneinstellung ist für die Haut sicherlich am schonendsten.

Die Spoilerfront: Der Bart

Bleiben wir noch kurz beim Thema Rasur. Während untenrum alles weg muss, verzeichnen wir im Gesicht den genau gegenläufigen Trend. Je mehr, desto besser! Und das, obwohl in Hipster-Bärten mehr Bakterien leben als im Fell von Hunden. 45 % der deutschen Männer tragen einen Bart. Bei den jungen Männern sind es sogar 62 %. Aber warum ist das so?

Mit einem Bart möchte ein Mann wilder aussehen. Es ist eine uralte Form männlichen Körperschmucks zum Zweck des Imponierens, vergleichbar mit einer aufgemotzten Spoilerfront. In der Männerhierarchie dient nämlich ein grimmiges Gesicht dem Machterhalt. Dies hat auch die Autoindustrie schon lange erkannt und den PS-stärksten Wagen den aggressivsten Gesichtsausdruck verliehen. Zwar sinnfrei, aber machtvoll. Haben Sie mal einem Lambo Diablo in die Schlitzaugen geschaut? Sein böser Blick gilt als schick!

FUN FACTS: HAUT UND HAARE

- Auf einem Quadratzentimeter Haut finden sich 150 000 Pigmentzellen, 5000 Sinneszellen, 100 Schweißdrüsen und Talgdrüsen, vier Meter Nervenbahnen und ein Meter Blutgefäße. Unsere Haut hat etwa 30 000 Rezeptoren für Wärme und zehn mal mehr, also rund 300 000 Kälterezeptoren!
- Die Haut macht ca. 15 bis 20 % des Gesamtkörpergewichts aus.
- Wir häuten uns ca. einmal im Monat. Jede Minute werden Tausende Hautschuppen abgestoßen, was in der Summe etwa 0,5 bis 2g pro Tag ausmacht. Ein Teil des Staubs auf unseren Möbeln sind also Hautschuppen.
- Allein in den USA sind über 400 000 neue Hautkrebsfälle pro Jahr auf das Bräunen in Solarien zurückzuführen. Die Zahl der Hautkrebsfälle durch Solarien übersteigt somit die der Lungenkrebsfälle durch Rauchen!
- Das längste natürlich gewachsene männliche Kopfhaar stammt von dem Vietnamesen Tran Van Hay mit einer Länge von 6,8 Metern.
- Besteht die Aussicht auf baldigen Sex, verstärkt sich bei Männern der Bartwuchs.

DERMATOLOGY LIFE QUALITY INDEX (DLQI)

Die Fragen beziehen sich auf die vergangenen 7 Tage!

1. Wie sehr hat Ihre Haut in den vergangenen 7 Tagen gejuckt, war wund, hat geschmerzt oder gebrannt?
   - 3 sehr
   - 2 ziemlich
   - 1 ein bisschen
   - 0 überhaupt nicht

2. Wie sehr hat Ihre Hauterkrankung Sie in den vergangenen 7 Tagen verlegen oder befangen gemacht?
   - 3 sehr
   - 2 ziemlich
   - 1 ein bisschen
   - 0 überhaupt nicht

3. Wie sehr hat Ihre Hauterkrankung Sie in den vergangenen 7 Tagen bei Einkäufen oder bei Haus- oder Gartenarbeit behindert?
   - 3 sehr
   - 2 ziemlich
   - 1 ein bisschen
   - 0 überhaupt nicht/ Frage betrifft mich nicht

4. Wie sehr hat Ihre Hauterkrankung die Wahl der Kleidung beeinflusst, die Sie in den vergangenen 7 Tagen getragen haben?
   - 3 sehr
   - 2 ziemlich
   - 1 ein bisschen
   - 0 überhaupt nicht/ Frage betrifft mich nicht

5. Wie sehr hat Ihre Hauterkrankung in den vergangenen 7 Tagen Ihre Aktivitäten mit anderen Menschen oder Ihre Freizeitgestaltung beeinflusst?
   - 3 sehr
   - 2 ziemlich
   - 1 ein bisschen
   - 0 überhaupt nicht/ Frage betrifft mich nicht

Zwischensumme

6. Wie sehr hat Ihre Hauterkrankung es Ihnen in den vergangenen 7 Tagen erschwert, sportlich aktiv zu sein?	3 sehr 2 ziemlich 1 ein bisschen 0 überhaupt nicht/ Frage betrifft mich nicht	☐
7. Hat Ihre Hauterkrankung in den vergangenen 7 Tagen dazu geführt, dass Sie Ihrer beruflichen Tätigkeit nicht nachgehen oder nicht studieren konnten?	3 Ja 0 Nein/Frage betrifft mich nicht	☐
Falls »nein«, wie sehr ist Ihre Hauterkrankung in den vergangenen 7 Tagen ein Problem bei Ihrer beruflichen Tätigkeit bzw. Ihrem Studium gewesen?	3 ziemlich 1 ein bisschen 0 überhaupt nicht	☐
8. Wie sehr hat Ihre Hauterkrankung in den vergangenen 7 Tagen Probleme im Umgang mit Ihrem Partner, Freunden oder Verwandten verursacht?	3 sehr 2 ziemlich 1 ein bisschen 0 überhaupt nicht/ Frage betrifft mich nicht	☐

9. Wie sehr hat Ihre Hauterkrankung in den vergangenen 7 Tagen Ihr Liebesleben beeinträchtigt?

3 sehr
2 ziemlich
1 ein bisschen
0 überhaupt nicht/ Frage betrifft mich nicht

10. Inwieweit war die Behandlung Ihrer Haut in den vergangenen 7 Tagen für Sie mit Problemen verbunden (z. B. weil die Behandlung Zeit in Anspruch nahm oder dadurch Ihr Haushalt unsauber wurde)?

3 sehr
2 ziemlich
1 ein bisschen
0 überhaupt nicht/ Frage betrifft mich nicht

Summe der Punkte
(bitte auch auf S. 249 übertragen!)

Auswertung

0–1 Punkte	=	keine Auswirkung auf die Lebensqualität
2–5 Punkte	=	geringe Auswirkung auf die Lebensqualität
6–10 Punkte	=	mäßige Auswirkung auf die Lebensqualität
11–20 Punkte	=	starke Auswirkung auf die Lebensqualität
21–30 Punkte	=	extreme Auswirkung auf die Lebensqualität

* Finlay A.Y., Khan G.K. Dermatology Life Quality Index (DLQI) - A simple practical measure for routine clinical use. Clinical and Experimental Derm 1994; 19:210-16.

There is more information about the DLQI at https://www.cardiff.ac.uk/medicine/resources/dermatology-questionnaires. All clinicians can use the DLQI for routine clinical work without charge and without seeking permission, but for other purposes please contact dermqol@cf.ac.uk.

DAS RENNEN
Sex

Sexzylinder – oder: Ein Satz mit X?

Es gibt kaum ein Thema, in das man als Autor so leicht reinkommt wie »Männer und Sex«. Der Grund ist einfach: Der Mann war von Natur aus seit seinem ersten Auftauchen auf diesem Planeten fast ausschließlich darauf getrimmt, für das Fortbestehen seiner Spezies zu sorgen. Weibchen, die nicht bei drei auf dem Baum waren, wurden – na ja, Sie wissen schon: begattet. Der Begriff »Jäger und Sammler« könnte ganz zweideutig auch darauf hinweisen, dass Männer nur das eine im Kopf hätten. Außerdem seien sie schnell mal zu einem Seitensprung bereit, was in unserer Verkehrssprache in etwa einem Wildunfall mit zweibeinigem Stöckelwild entspräche.
Wie dem auch sei oder war: Natürlich machte immer der jeweils schnellste Mann unter den Männern das Rennen. Und dabei war der Sexualtrieb als An-Trieb für die Fortpflanzung gedacht. Sex als Turbo. Das ist er, der Sexualtrieb, meines Erachtens heute immer noch. Weiterhin besteht die landläufige Meinung, Männer seien noch immer Neandertaler und durchweg potent, also »außen hart und innen ganz weich«. Doch ich kann hier nur aus Erfahrung ergänzen: Manchmal ist es auch umgekehrt: Außen zu weich und deshalb innen ganz hart. Nämlich dann, wenn nichts mehr geht, sprich steht, und der Mann innerlich verkrampft, weil sexuelle Höchstleistungen quasi in seinen Rennkalender gehören.
Sex ist heute leider nicht mehr nur ein natürlicher An-Trieb, sondern er zählt zum Pflichtprogramm unserer Leistungsgesellschaft. Ich finde, es ist an der Zeit, dass ich für uns Män-

ner mal auf die Vorurteilsbremse trete und einen Gang zum Thema männliche Sexualfunktionen zurückschalte. Ein Mann ist auch dann ein Mann, wenn er mal nicht kann. Die Impotenz, also der vielbefürchtete Kompressionsverlust, lässt ihn in dieser Situation an seiner Männlichkeit zweifeln. Auch seine Beifahrerin ist häufig mit dieser Situation überfordert und mangels Erektion, sprich bei schlechter Hydraulik-Hubkolben-Funktion, möglicherweise unterfordert. Bei einem Auto mit Verbrennungsmotor muss die elektrische Spannung mindestens 14 000 Volt betragen, damit der Funke überspringt und sich das Benzin-Luft-Gemisch entzündet. Bei einem Mann-Frau-Gemisch ist die Spannung ebenfalls extrem wichtig. Sonst springt auch hier kein Funke über.

Was also tun? Er versucht sich möglicherweise selbst zu helfen und fährt zum Arzt. Der verschreibt Viagra als Riemenspanner. Zu Hause probiert er es dann zunächst mit Testfahrten im Handbetrieb, bevor er wieder an den Start geht. Löst sich das Problem trotz Beachtung aller Verkehrsregeln so nicht, sollte auf jeden Fall nach den grundlegenden Ursachen für die Betriebsstörung geforscht werden. Dabei können die Aus-Fälle sowohl organische als auch psychische Ursachen haben.

Also: Fragen Sie Ihren Arzt oder Psychologen. Dies gilt übrigens auch für Männer, die unter chronischem Frühstart leiden. Am besten geht die Beifahrerin gleich mit. Denn von den Folgen der angezogenen Handbremse sind ja irgendwie beide betroffen. Manchmal helfen übrigens auch ein gemeinsamer, zeitweiser Boxenstopp (Urlaub) oder ein Tempolimit (Entspannungsübungen). So kommt man dann aus diesem Thema auch leichter wieder raus. Nicht nur als Autor.

Verkehrsnachrichten: Die männliche Sexualfunktion

Solange der Penis erschlafft ist, enthalten seine Schwellkörper nur wenig Blut. Die Blutgefäße im Penis sind angespannt und verhindern so, dass zu viel Blut in die Schwellkörper einströmt. Der Penis wird erst dann hart, wenn die Blutgefäße sich entspannen. Die Muskulatur in den Gefäßen wird von Sympathikus und Parasympathikus kontrolliert. Sie erinnern sich: jene Teile unseres Nervensystems auf die wir nur begrenzt Einfluss haben.

Es ist demnach ein ganz natürlicher Vorgang, wenn der Penis unwillkürlich steif wird. Dies passiert bis zu elf Mal in 24 Stunden. Voll die Härte, oder? Vorwiegend Jugendliche sind »betroffen«, denn ihr Körper wird gerade von dem Botenstoff Testosteron überflutet und mit vielen neuen und aufregenden Sinneseindrücken konfrontiert. Dabei sind bei Weitem nicht alle Erektionen sexuell ausgelöst, ablesbar daran, dass auch Kleinkinder oft unwillkürliche Erektionen haben. Selbst nachts kommt es zu drei bis sechs Gliedversteifungen, und auch die weltbekannte »Morgenlatte« unterliegt nicht unserem Einfluss.

Daher mein Rat für harte Zeiten: Locker bleiben! Pfiffige Ingenieure entwickeln übrigens gerade ein Gerät, mit dem man die nächtliche »Teleskop-Funktion« des Penis telemedizinisch per App messen und auf diese Weise organische Funktionsstörungen ganz einfach ausschließen kann.

Die Erektion wird zwar meist vom Gehirn aus gesteuert, kann aber auch als reiner Reflex über das Rückenmark ablaufen, denn dort liegt ein Erektionszentrum. So können auch Querschnittgelähmte noch Erektionen haben, sofern dieser Reflexbogen weiterhin funktioniert – oft sogar häufiger und schneller, weil der dämpfende Einfluss durch das Gehirn wegfällt. Die Erektion ist nämlich ein Zusammenspiel von stimulierenden und dämpfenden Impulsen. Bei sexueller Erregung setzt sich ein komplexer biochemischer Mechanismus in Gang, ein Zusammenspiel von Sinnes- und Nervenreizen, Botenstoffen, Blutzirkulation und Muskelspannung. Das Gehirn sendet beispielsweise das Signal »erotischer Reiz« und der Parasympathikus, der Gegenspieler des Sympathikus, übernimmt die Kontrolle.

Wichtigster Erektionstreibstoff ist das cGMP (cyclisches Guanosinmonophosphat), das im Schwellkörper über verschiedene Zwischenschritte aus der Aminosäure L-Arginin gebildet wird. Dieses cGMP sorgt für die notwendige Gefäßerweiterung. Gleichzeitig wird der Abfluss des Blutes über die Venen verhindert, weil diese in der straffen Schwellkörperhülle abgedrückt werden. Das Blut staut sich, der Penis wird hart und richtet sich auf. Auf diese Weise sammelt sich in den Schwellkörpern im erigierten Zustand bis zu 40 Mal mehr Blut als im schlaffen Zustand und der Penis wächst um das Drei- bis Vierfache an.

Ist die Erektion also zunächst nur eine Reaktion, so tritt der Mann danach gerne in Aktion. Und diese läuft in vier Phasen ab: Nach der oben beschriebenen Erregungsphase kommt die Plateauphase mit maximaler Erektion des Penis, was auch immer man damit anstellen möchte … Dann kommt die Orgasmusphase mit dem Samenerguss und schließlich die Entspannungs- und Erschlaffungsphase.

Vor der Ejakulation machen sich Samenflüssigkeiten aus Prostata und Samenblasen zusammen mit den Spermien, die im Nebenhoden gelagert wurden, auf den Weg. Um den Orgasmus zu erreichen, müssen übrigens im Gehirn zunächst einige Teile abgeschaltet werden, darunter das Gefahren- und Alarmzentrum und die Areale für Unsicherheit und Besorgnis. Der Sympathikus darf also in dieser Zeit nicht dazwischenfunken. Für die Ejakulation selbst benötigen wir aber kein Hirn, der Befehl »Feuer frei« kommt aus dem besagten Erektionszentrum im Rückenmark.

Beim Erguss verschließt sich dann der innere Schließmuskel zur Blase hin und der äußere Schließmuskel zur Harnröhre wird geöffnet. Durch wellenartige Bewegungen der beteiligten Muskeln an Samenleiter und Prostata wird das Ejakulat mit Unterstützung des Beckenbodens in mehreren Portionen in Abständen von ca. einer Sekunde aus der Harnröhre geschleudert. Ein männlicher Orgasmus dauert im Schnitt 6 Sekunden, bei Frauen sind es 23 Sekunden. Um die Erektion schließlich wieder abzubauen, ist das Enzym Phosphodiesterase 5 (PDE5) notwendig. Das erwähne ich deshalb, weil wir gleich noch über Viagra reden müssen …

Jetzt helfe ich mir selbst: Masturbation

Auch wenn man in diesem Autobuch vermuten würde, im Wort »Masturbation« sei mittig ein Turbolader verbaut, so geht die Bezeichnung doch auf einen anderen Ursprung zurück. Sie stammt wohl von dem lateinischen Begriff »manibus turbari«, was so viel bedeutet wie »sich mit den Händen reizen«. In Befragungen geben 95 % aller Männer zu, sich selbst zu befriedigen. Jungen haben in der Regel im Alter von elf oder zwölf Jahren zum ersten Mal sexuelle Empfindungen und beginnen zu masturbieren – in der Pubertät sogar recht häufig. Diese Anregung ist biologisch auch notwendig, damit junge Männer vorbereitet und fruchtbar sind.

Überhaupt ist Masturbation insgesamt erstaunlich gut für die Gesundheit: Sie mindert das Risiko von Diabetes, hilft bei Depressionen, schüttet glücklich machende Endorphine aus. Außerdem schläft man danach in der Regel besser. Für Männer ist sogar nachgewiesen, dass das Immunsystem angeregt wird. Häufigere Ejakulationen stehen in einem Zusammenhang mit einem geringeren Risiko für Prostatakrebs.

Wissenschaftler haben in einer Langzeitstudie herausgefunden, dass bei Männern, die ab dem 20. Lebensjahr mindestens 21 Mal im Monat ejakuliert hatten, das Risiko, Prostatakrebs zu bekommen, um 19 % geringer war als bei denen, die nicht mehr als siebenmal im Monat zum Erguss kamen. Als Grund wird diskutiert, dass bestimmte schädliche Stoffe aus dem Körper entfernt werden. Weiterhin werden durch die Stimulation der Genitalien die Beckenbodenmuskeln trainiert. Und ein besserer Beckenboden bedeutet mehr Durchhaltevermögen! Einen ähnlichen Effekt hat das gefäßerweiternde Stickstoffmonoxid, das bei der Stimulation vermehrt ausgeschüttet wird.

Eine aktuelle Studie belegt auch: Männer, die häufig masturbieren, sind selbstbewusster und zufriedener. In Bezug auf die »normale« Häufigkeit gibt es aber kaum wissenschaftliche Daten. Im Durchschnitt masturbieren junge Männer bis 25 Jahre etwa zehnmal pro Monat. Sind sie in einer festen Partnerschaft, nimmt das ab.

Und ohne Selbstbefriedigung gäbe es keine Cornflakes! Doch, doch, Sie haben richtig gelesen, auch wenn diese Aussage natürlich einer Erklärung bedarf. John Kellogg, der Erfinder der weltbekannten Maisflocken, war ein geradezu fanatischer Sex-Gegner und als solcher der festen Überzeugung, dass Masturbation schädlich für Körper und Geist sei. Er dachte, er könne die Menschen mit der Einführung einer recht faden Kost wieder zur Vernunft bringen. Funktioniert hat das ja bekanntlich nicht. Die Flakes verkaufen sich zwar bis heute bestens, aber die erwünschte Wirkung ist ausgeblieben, er wurde der Onanie nie Herr. Das Umdenken in der Gesellschaft hat sogar dazu geführt, dass 2009 in einigen europäischen Ländern eine Pro-Masturbations-Kampagne gestartet wurde – wohl auch, um Teenager vor riskantem Sexualverhalten, Geschlechtskrankheiten und ungewollten Schwangerschaften zu schützen. Insgesamt schließe ich mich diesen wissenschaftlichen Erkenntnissen eher an als den prüden Kellogg's-Theorien. Sie können also sicher sein, dass die KrisPies von Kellogg's trotz der frappierenden Namensähnlichkeit nicht nach mir benannt wurden!

Use it or lose it: Das Auto muss bewegt werden

Die Frequenz des Geschlechtsverkehrs in festen Beziehungen hat in den letzten Jahrzehnten abgenommen. Kopulieren wir heutzutage nur noch 53 Mal pro Jahr, so waren es vor 20 Jahren noch 60 bis 65 Vereinigungen. Es mag plausible Erklärungen für die zunehmende Abstinenz geben: Stress, keine Zeit, keine Gelegenheit, kein Partner, psychische Gründe, körperliche Hinderungsgründe, Angst vor Geschlechtskrankheiten, religiöse Gründe, Selbstkontrolle oder der Verzicht als »Kick« für die Beziehung. Fast ein Drittel aller Singles zwischen 15 und 30 Jahren haben mindestens ein Jahr lang keinen Sex. Es gibt sogar die NoFap-Bewegung – sie propagiert den Verzicht auf Masturbation zu Sexfilmen, um den realen Sex wieder genießen zu können.

Alles schön und gut, aber schon knapp eine Woche nach ausbleibender Ejakulation sinkt der Testosteronspiegel nachweisbar ab. Die Vollausprägung der Abstinenz – das sogenannte Witwer-Syndrom – bezeichnet demnach eine Sexualstörung nach längerer Enthaltsamkeit. Der Körper gewöhnt sich an den Sex-Entzug, produziert weniger Testosteron, wodurch die Libido leidet. Abstinenz kann so zu einem abnehmenden Selbstwertgefühl führen, oft bestehen Versagensängste bei Wiederaufnahme der Aktivität und es kommt zu einem Vermeidungsverhalten. Die Schwellkörper können bei fehlender Durchblutung »verkümmern«.

Viele positive Effekte von regelmäßigem Sex sind hingegen wissenschaftlich bewiesen. Durch Sex kommt es zu einer vermehrten Ausschüttung von Glückshormonen wie Oxytocin und Endorphinen sowie einer Hemmung des Stresshormons Cortison. Zwei- bis dreimal Sex pro Woche stärkt das Immunsystem, selbst der Speichelaustausch beim Küssen wirkt wie eine Impfung – nachweisbar durch eine vermehrte Antikörperbildung. Arbeitnehmer mit einem aktiven Sexleben berichten über eine höhere Zufriedenheit mit dem Job und zeigen stärkeres Engagement. Ursache ist die Ausschüttung des Hormons Dopamin.

Umgekehrt: Etwa ein Drittel der Männer und Frauen, die höchstens einmal die Woche Geschlechtsverkehr haben, lenken sich mit Arbeit ab. Dies führt dann zu weiterem Stress. Schlafforscher konnten zeigen, dass 60 % der Menschen mit Schlafstörungen nach einem Orgasmus besser schlafen. Im Tierversuch konnte regelmäßiger Sex sogar zu einem Nervenzellwachstum im Gehirn von Ratten führen.

Bekannt ist, dass Menschen, die in einer langjährigen Partnerschaft mit regelmäßigem Sex leben, eine rund zehn Jahre höhere Lebenserwartung haben als Menschen, die niemals eine Partnerschaft führen. Hier müssen natürlich auch andere Einflussfaktoren wie Ernährung, Allgemeinzustand und Lebensgewohnheiten berücksichtigt werden.

> **TIPP**
> Sex ist ideales Training für viele Körperfunktionen!

Man bedenke zudem: Sex ist mit 4 Kalorien pro Minute eine kalorienverbrauchende, ja fast schon sportliche Aktivität. Umgekehrt dient bei Sex-Entzug Essen oftmals als Ersatzbefriedigung. Daher lautet das einfache Fazit dieses unstrittigen Kapitels: Stay tuned!

Exitus beim Koitus

Viele Menschen denken, der Koitus und speziell der Orgasmus seien eine maximale Belastung für Herz und Kreislauf, und fürchten einen plötzlichen Herztod während des Geschlechtsverkehrs. Richtig ist zwar, dass Sex eine körperliche Beanspruchung darstellt, bei der der Sauerstoffbedarf des Körpers steigt und der Puls sich auf etwa 120 Schläge pro Minute erhöht. So wird das Herz stärker gefordert und das relative Risiko, einen Herzinfarkt beim Sex oder in den ersten zwei Stunden danach zu erleiden, steigt. Reichliches Essen und Alkohol vor dem Sex erhöhen das Risiko weiter.

Studien zeigen aber auch, dass diese Belastung allenfalls mit ganz alltäglichen Aktivitäten wie flottem Gehen oder gemächlichem Radfahren vergleichbar ist. Viel belastender für das Herz sind beispielsweise Gartenarbeit, Treppensteigen, Holz hacken, Schnee schippen oder Joggen. Überhaupt treten nur 5 von 1000 tödlichen Herzinfarkten während des Geschlechtsverkehrs auf. Und einen wichtigen Risikofaktor möchte ich Ihnen dabei nicht vorenthalten: Fremdgehen! Obduktionsberichte aus über 30 Jahren zeigten, dass die meisten der beim Sex Verstorbenen außerehelichen Verkehr hatten. Die Theorie dahinter ist, dass Fremdgehen als Stressfaktor den Sympathikus aktiviert und damit das Risiko erhöht. Natürlich ist diese Statistik auch verwässert, denn Verstorbene aus Bordellen landen sicher häufiger auf den Sektionstischen in der Rechtsmedizin als der rechtschaffene häusliche Herztote. Die entscheidende Untersuchung zur Beurteilung Ihrer körperlichen Leistungsfähigkeit und des Risikos ist übrigens das sogenannte Belastungs-EKG, ein Dauer- oder Stufentest auf einer Art Hometrainer. Im Zweifel also bitte vor dem Sex zum Arzt.

Zum Schluss noch eine versöhnliche Nachricht: Sex ist ein gutes Training und wirkt sich positiv auf das Herz aus. Wissenschaftler untersuchten fast 1000 Männer zwischen 45 und 59 Jahren und kamen zum Ergebnis, dass Männer mit mindestens zwei Geschlechtsakten pro Woche weniger Herz-Kreislauf-Ereignisse und Herzinfarkte hatten als Männer mit weniger als einmal Sex pro Monat. So empfehlen Kardiologen ja den meisten Herzpatienten auch ein leichtes Training zur Verbesserung der Herzleistung. Aber bitte ziehen Sie aus diesen Daten keine falschen Schlüsse für Ihre Herzsportgruppe. Bei einer derartigen körperlichen Betätigung in der Gruppe überwiegen dann wahrscheinlich wieder die Stressfaktoren gegenüber den Trainingseffekten?!

Kompressionsverlust: Impotenz

Wer über einen Zeitraum von drei bis sechs Monaten keine ausreichende Erektion erreichen kann, leidet definitionsgemäß an einer Impotenz oder erektilen Dysfunktion. Etwa jeder fünfte Mann über 40 ist davon betroffen. Und diese Rate steigt mit dem Alter stetig weiter an.

Zwei Drittel der Fälle haben organische Ursachen, ein Drittel ist psychisch bedingt. Zu den organischen Ursachen zählen einmal mehr: Arteriosklerose, Rauchen, Diabetes, Querschnittlähmung und andere Nervenschäden, Operationen, Medikamente, ein abnehmender Testosteronspiegel mit möglichem Libidoverlust. Studien aus USA und Norwegen zeigen eine höhere Rate an Erektionsstörungen bei Radfahrern, abhängig von der Sitzdauer und dem Druck im Dammbereich durch einen zu schmalen Sattel. Auch den Übergewichtigen, die behaupten, das Volumen des Bauchraumes könne als wirkungsvoller Kompressor für den Penis dienen, muss ich deutlich widersprechen. Das Gegenteil ist der Fall.

Ein wichtiger psychischer Faktor in der heutigen Zeit ist Stress, denn er aktiviert den Sympathikus, unser Fight-and-flight-Nervensystem, das akut adrenalingesteuert zu einer Arterienverengung führt und mittelfristig sogar eine Testosteronabsenkung bewirkt. Überhöhte Erwartungen steigern den Tonus dieses Nervensystems noch weiter. Aber auch Depressionen und eine schlechte Erektion gehen Hand in Hand und verstärken sich gegenseitig. Eine sehr zwiespältige, weil dosisabhängige Wirkung hat bekannterweise Alkohol, er erhöht das Verlangen, verhindert aber den Vollzug. Dies beschrieb schon Shakespeare so: »Die Wollust, Sir, ruft er hervor und sie zurück.«

Biokraftstoffe

Die Liste der pflanzlichen Potenzmittel ist lang. Leider liegen bislang wenige Studien zu deren Wirksamkeit vor. Daher hier nur eine Auflistung der gängigsten Präparate und ihrer Wirkungsweise, ohne jegliche Bewertung.

Die Aminosäure L-Arginin hatte ich vorhin schon erwähnt. Sie ist die Ausgangssubstanz für das gefäßerweiternde cGMP und befindet sich in fast allen Eiweißen und in vielen Pflanzen, wie z. B. Buchweizen, Kürbisgewächsen, Hülsenfrüchten sowie in Nüssen, Samen und rotem Fleisch. Die Wirkung der homöopathischen Deseo-Tropfen könnte auf mehreren Wirkstoffen beruhen, die in der Damiana-Pflanze enthalten sind. Deseo soll die Durchblutung und Sensibilität der Haut steigern. Eine erhöhte Libido ist möglicherweise auf die Anti-Progesteronwirkung zurückzuführen. Die Anwendung des uralten Mittels Yohimbin geht auf die Beobachtung afrikanischer Einheimischer zurück, die zur Verbesserung ihrer Potenz auf der Rinde des Yohimbe-Baumes kauten.

In China wird hingegen Ginseng schon lange als Aphrodisiakum verwendet. Eine koreanische Studiengruppe fand heraus, dass Ginseng auch die Produktion von Stickstoffmonoxid (NO) im Blut erhöht. Dies kann eine Gefäßerweiterung auch im Penis auslösen. Ginseng sollte über Wochen und Monate eingenommen werden, damit es zu einer leichten Verbesserung der erektilen Funktion kommen kann. In einigen Studien wurden tägliche Dosen von dreimal 1000 mg Ginseng verwendet. Fazit hier: Man kann der Natur auf die Sprünge helfen, natürlich …

AdBlue: Viagra

1998 hat unser blauer Planet sein blaues Wunder erlebt. Mit der Markteinführung des gleichfarbigen Wundermittels Viagra entstand eine Art Mythenbildung, oft verbunden mit großen Hoffnungen, zum Teil aber auch mit falschen Vorstellungen und unbegründeten Ängsten. Daher erscheint Aufklärung vonnöten.

Der Wirkstoff Sildenafil ist ein gezielter Hemmer des Enzyms Phosphodiesterase 5 (PDE-5). Durch die Enzymhemmung reichert sich bei sexueller Stimulation der Botenstoff cGMP vermehrt im Schwellkörper an. Dies führt zu einer Muskelentspannung in den Blutgefäßen und einem vermehrten Einströmen von Blut in den Schwellkörper. Ja genau, das hatten wir schon. Sildenafil hilft immer dann gut, wenn der Erektionsstörung Durchblutungsstörungen oder psychologische Probleme zugrunde liegen. Hier beträgt die Ansprechrate etwa 70 %. Liegen hingegen Nervenschädigungen oder ein Hormonmangel vor, wirkt es in der Regel nicht sehr gut. Es gibt aber Krankheiten, die sowohl Gefäß- als auch Nervenschädigungen verursachen, wie zum Beispiel die Zuckerkrankheit. Hier kann sich ein Versuch lohnen, bei jedoch etwas geringerer Erfolgsrate.

Übrigens: Eine ganze Generation von Witzeerzählern und Cartoonisten befindet sich beim Thema Viagra seit Jahren auf dem Holzweg. Viagra kann seine Wirkung nämlich nur nach sexueller Stimulation entfalten. Das oben beschriebene Enzymsystem muss zuerst vom Gehirn aktiviert werden. Es entsteht also entgegen der landläufigen Vorstellung keine spontane Erektion. Auch auf den Hormonspiegel und das Lustempfinden hat Viagra keinen direkten Einfluss.

Zur Dosierung des V-Power-Racing-Kraftstoffes: Viele Patienten kommen mit einer mittleren Dosis von 50 mg gut zurecht, einige benötigen sogar nur 25 mg. Die höchste Dosis pro Tablette beträgt 100 mg. Darüber sollte man nicht hinausgehen. Die Einnahme erfolgt etwa 30 bis 60 Minuten vor dem geplanten Geschlechtsverkehr. Die Tablette wird als Ganzes mit alkoholfreier Flüssigkeit eingenommen. Das Zeitfenster der Wirkung und somit für die Aufnahme einer sexuellen Aktivität beträgt ca. vier Stunden. Dennoch sollte das Mittel nicht mehrfach täglich eingenommen werden. Da noch keine abschließenden Daten zu Langzeitnebenwirkungen vorliegen, wird derzeit empfohlen, Viagra maximal dreimal pro Woche einzunehmen.

Leider wird die blutdrucksenkende Wirkung durch bestimmte Partydrogen, die Nitrit enthalten (beispielsweise Poppers), massiv verstärkt. Viagra darf auch nicht genommen werden bei sehr niedrigem Blutdruck und gleichzeitiger Einnahme bestimmter Medikamente, die Nitrate enthalten. PDE-5-Hemmer sollten erst frühestens sechs Monate nach einem Schlaganfall oder Herzinfarkt wieder eingenommen werden!

Durch fetthaltige Speisen wird die Aufnahme von Viagra durch den Körper deutlich verlangsamt. Ein Abstand von zwei Stunden zur letzten Mahlzeit ist empfehlenswert. Auch Alkohol kann die Wirkung abmildern oder Nebenwirkungen verstärken. Die häufigsten Nebenwirkungen mit jeweils etwa 10 % sind Kopfschmerzen und eine Gesichtsrötung. Dies ist durch die Erweiterung auch dieser Blutgefäße erklärbar. Einige Patienten klagen über Magenbeschwerden oder eine trockene Nase. Da Viagra auch das Enzym PDE-6 auf der Netzhaut des Auges hemmt, kann es selten zu einem Blauschleier beim Sehen kommen. Blaues Wunder halt! In Amerika wurde über eine erhöhte Rate an Hörschädigungen berichtet. Außerdem könnte bestehender Hautkrebs (malignes Melanom) schneller wachsen. Die anfangs in den Medien berichteten Fälle von Herzinfarkten ließen sich in der Regel auf Nichtbeachtung der Gegenanzeigen zurückführen.

Ansonsten beruht die Herzinfarktgefahr nicht auf der Einnahme von Viagra, sondern auf der erhöhten körperlichen Beanspruchung durch den Geschlechtsverkehr selbst, siehe oben! Dabei ist Sex in Rückenlage für das Männerherz am wenigsten anstrengend. Wer jedoch in der Lage ist, 20 Minuten lang forsch zu gehen oder problemlos einige Stockwerke emporzusteigen, ist prinzipiell körperlich fit genug, um Sex in den verschiedensten Stellungen zu haben und auch Viagra einzunehmen. Obwohl kein Gewöhnungseffekt und keine Suchtgefahr im medizinischen Sinne bestehen, benötigen einige Konsumenten das Mittel aufgrund von Versagensängsten auch langfristig als psychologische Stütze.

Viagra muss ärztlich verordnet werden und ist rezeptpflichtig. Die Kosten werden von den Krankenkassen nicht erstattet, liegen aber seit Ablauf des Patentschutzes je nach Packungsgröße nur noch zwischen 1,50 und 2 € pro Tablette. Da diese gut teilbar sind, kommen die Nutzer niedriger Dosierungen noch günstiger weg. Zumindest für das Konkurrenzprodukt Levitra (Vardenafil) ist zusätzlich eine geringe Verlängerung der Zeit bis zum Orgasmus nachgewiesen. Es kann also auch ein Therapieversuch bei vorzeitigem Samenerguss gewagt werden.

Wissenschaftler haben bei Ratten nach Gabe von Viagra eine auf das Dreifache gesteigerte Oxytocinausschüttung festgestellt. Das Medikament könnte also sogar dazu führen, dass ein Mann öfter Händchen halten, schmusen und kuscheln will. Es gibt auch Berichte über weitere positive Nebeneffekte, zum Beispiel dass – zumindest im Tierversuch – die Rate an Darmkrebs durch den Wirkstoff Sildenafil gesenkt werden konnte. Viagra bleibt also Gegenstand äußerst spannender Forschungsprojekte.

Man versucht die durchblutungsfördernde Wirkung und andere Effekte von Viagra in vielen Gebieten der Medizin zu nutzen, beispielsweise in der Schlaganfallbehandlung, bei Höhenkrankheit und Jetlag, bei bestimmten Haut- und Gefäßkrankheiten, ja sogar in der Demenz- und Alzheimer-Forschung. Und wer viel Geld und keinen grünen Daumen hat, der kann die blauen Tabletten sogar zerkleinern und ins Blumenwasser kippen. Schnittblumen leben damit nämlich nachgewiesenermaßen länger!

Den Flüssigkeiten Ihres Autos sollten Sie Viagra trotz dieser positiven Effekte nach derzeitigem Kenntnisstand bitte noch nicht beimischen! Ich halte Sie diesbezüglich aber auf dem Laufenden …

»Ersatzreifen«: Spritze, Pumpe und Prothese

Wer mit pflanzlicher Unterstützung oder Viagra & Co. nicht zum Ziel kommt, dem bieten sich noch einschneidendere Methoden an. Oder sollte ich besser »einspritzendere« sagen? Bei der Schwellkörperautoinjektionstherapie (SKAT) wird nämlich mit einer sehr dünnen Nadel der erektionsauslösende Wirkstoff Alprostadil direkt in die Penis-Schwellkörper gespritzt. Vom Aufwand her ist das vergleichbar mit einer harmlosen Insulinspritze beim Diabetiker. Die Erektion tritt nach ungefähr zehn Minuten ein. Mit dieser Einspritzmethode kann vier von fünf Patienten geholfen werden.

Etwas geringer ist die Erfolgsquote bei den »Einzylindern«. Das Prinzip hier: Eine Vakuumerektionshilfe sorgt für eine Erektion, indem der schlaffe, nicht-erigierte Penis in einen Plastikzylinder eingeführt wird. Durch Absaugen der Luft entsteht im Zylinder ein Vakuum, wodurch wiederum Blut in den Schwellkörper hineingesogen wird. Ist der Penis dann ausreichend steif, wird an der Peniswurzel ein Abdichtungsgummiring angelegt, der den Blutabfluss verhindert.

Sollte auch das nicht funktionieren, kann der Mann sich zu guter Letzt eine künstliche Schwellkörperprothese einbauen lassen. Bei diesen hydraulischen Prothesen wird mit einer Pumpe, die in den Hodensack eingesetzt ist, Flüssigkeit aus einem Ballonreservoir in einen künstlichen Schwellkörper gepumpt, bis der Penis steif ist – und der Druck nach dem Geschlechtsverkehr wieder abgelassen. Die langfristige Störanfälligkeit dieses rein mechanischen und wartungsfreien Ersatzteils liegt zwar bei bis zu 25 %, aber die Zufriedenheit der Anwender ist sehr hoch. Neun von zehn Patienten würden den Eingriff jederzeit wieder machen lassen. Eine ganz respektable Pannenstatistik Ihres Urologen als Penis-Mechaniker, wie ich finde …

TIPP Vertrauen Sie sich bei Potenzstörungen einem Arzt an, es kann Ihnen geholfen werden!

Frühstart: Vorzeitiger Samenerguss

Bis zu 40 % der jungen Männer erreichen beim Geschlechtsverkehr schon nach weniger als 8 bis 15 Stößen den Höhepunkt. Eine einheitliche Definition, was ein vorzeitiger Samenerguss ist, gibt es jedoch nicht. Als eines der objektiven Kriterien gilt eine Dauer von der Penetration bis zur Ejakulation von unter zwei Minuten. Noch entscheidender aber ist, dass der Mann und die Partnerin die Dauer als zu kurz empfinden und als Problem wahrnehmen.

Forschungsergebnissen zufolge dauert der durchschnittliche Geschlechtsverkehr nur gute fünf Minuten. Die subjektiven Empfindungen weichen etwas von dieser Realität ab. Vor allem Männer nehmen ihr Durchhaltevermögen als länger wahr, als es tatsächlich ist, und zwar mit der gleichen Zuverlässigkeit, mit der die Kochzeit auf italienischen Nudelpackungen als zu kurz angegeben ist. Der wissenschaftliche Hintergrund zum vorzeitigen Erguss: Im Rückenmark gibt es Nervenzellen, die als Generatoren des Samenergusses fungieren und vom Gehirn ein- oder ausgeschaltet werden können. Diese Nervengruppe gilt als das männliche Gehirn unter der Gürtellinie, das manchmal einfach macht, was es will. Man kann die Kontrolle darüber etwas trainieren, indem man seine Konzentration von den Sexualzentren des Gehirns auf den nicht-sexuellen Bereich verlagert. So können erfahrene Männer 7 bis 13 Minuten oder länger durchhalten.

In der weiten Mehrheit der Fälle ist die Ursache beim Quickie wider Willen psychisch bedingt, wie beispielsweise durch eine zu starke Aufregung oder einen gefühlten Leistungsdruck. Der größte Risikofaktor für eine vorzeitige Ejakulation ist somit die Angst vor einer vorzeitigen Ejakulation! Eine andere mögliche Ursache besteht in einer Art erlernten Verhaltens. In der Jugendphase haben sich einige Männer angewöhnt, beim Masturbieren möglichst schnell zum Höhepunkt zu kommen, um das Risiko, erwischt zu werden, klein zu halten. Nur in seltenen Fällen ist der vorzeitige Samenerguss auf eine körperliche Ursache zurückzuführen. Probleme mit der Prostata können ebenso verantwortlich sein wie Diabetes oder eine Erkrankung des Nervensystems – oder Einflüsse von außen wie Alkohol, Drogen oder Medikamente.

Es gibt einige Techniken, um gegen den vorzeitigen Samenerguss vorzugehen. Ein Beispiel ist die Start-Stopp-Technik. Die Analogie zur Autosprache erübrigt sich hier. Bei dieser Technik wird der Penis bis kurz vor der Ejakulation stimuliert, um dann zu pausieren. So lernt der Mann, den Zeitpunkt der Ejakulation besser zu erkennen und nach und nach hinauszuzögern. Auch die Hoden können als eine Art Notbremse benutzt werden. Die Hoden werden nämlich kurz vor der Ejakulation reflexartig zum Körper hochgezogen. Entsprechend können Ejakulation und Orgasmus verzögert werden, wenn man die Hoden kurz vor dem Höhepunkt sanft (!) herunterzieht. Weiterhin gibt es betäubende Salben und Sprays, die die Empfindlichkeit des Penis herabsetzen.

Und zu guter Letzt steht heutzutage auch ein Medikament zur Verfügung. Der so wichtige Botenstoff Serotonin mischt nämlich auch beim Samenerguss mit. Einen Mangel an diesem Neurotransmitter im Gehirn haben – wie schon erwähnt – Menschen mit Depressionen. Einige der antidepressiven Medikamente zeigten während der Anwendung als »Nebenwirkung« einen verzögerten Samenerguss. Aus dieser Beobachtung wurde vor wenigen Jahren ein Mittel mit dem Wirkstoff Dapoxetin entwickelt. Ach, wenn doch alle Medikamente so angenehme Nebenwirkungen hätten …

Victoria's Sekret: Geschlechtskrankheiten

»Lieber eine erregte Unbekannte als ein unbekannter Erreger«, so lautet eine bekannte Kneipenweisheit. Leider ist beides allzu oft miteinander verbunden. »Zuerst ist er krank vor Liebe, dann krank nach der Liebe« – »Aus dem Influencer wird ein Outfluencer«. Sie merken, Wortspiele zum Thema gibt es viele. Wenn ein Mann Ausfluss hat, ist das meistens ein Zeichen dafür, dass die Schleimhäute in seiner Harnröhre entzündet sind. Aus dem Penis kommt vermehrt Sekret, das sowohl klar als auch weißlich oder eitrig sein kann. Hinzu gesellen sich ein Brennen in der Harnröhre sowie Schmerzen beim Wasserlassen. Flüssigkeitsaustritt aus der Harnröhre ist manchmal auch ein Hinweis auf eine Entzündung der Prostata. Hauptursachen für solche »Kolbenfresser« sind aber meist bakterielle Infektionen, nämlich folgende:

Dieses Kribbeln im Schlauch: Bakterien

Die Begriffe Chlamydienurethritis, Tripper und Syphilis lassen schon vom Namen her keine feinen Keime als Auslöser vermuten. Beginnen wir mit den Chlamydien. Früher dachte man, Chlamydien seien Viren, weil sie nur innerhalb einer Zelle überleben können. Heute weiß man, dass sie den Bakterien zuzuordnen sind, weil sie gut auf Antibiotika ansprechen. Chlamydien sind sehr ansteckend. In Europa ist es die häufigste sexuell übertragbare Erkrankung mit einem sehr hohen Durchseuchungsgrad. Bei Erwachsenen lassen sich je nach Region und Alter bis zu 80 % Infizierte nachweisen.

Drei von vier Infizierten bemerken nichts von ihrer Infektion, womit einer weiteren Verbreitung der Weg bereitet ist. Bei der Frau erhöht sich durch die Infektion das Risiko für Eileiterschwangerschaften und Frühgeburten, beim Mann kann es zur Unfruchtbarkeit kommen, zum Beispiel durch eine Entzündung der Nebenhoden und ein Verkleben der Samenwege.

Symptome sind ein Ausfluss aus der Harnröhre, Schmerzen beim Wasserlassen oder unbestimmte Unterbauchschmerzen. In normalen Abstrichen entwischt das Bakterium leicht, da es sich in der Schleimhaut versteckt. Außer einem Harnröhrenabstrich kann auch Urin oder Ejakulat untersucht werden.

Eine nachgewiesene Infektion wird klassischerweise sehr wirksam mit Standardantibiotika behandelt. Als Mittel der Wahl gilt Doxycyclin, das aber konsequent über drei Wochen eingenommen werden muss. Wichtig ist die gleichzeitige Behandlung aller Sexualpartner einer infizierten Person. Sonst kommt es zum Ping-Pong-Effekt. Der jeweils noch Infizierte steckt den gerade Behandelten wieder an. Nach dem Ende der Behandlung muss daher eine Kontrolluntersuchung stattfinden. Eine Chlamydien-Infektion kann übrigens in der Folge auch die Augen und die Gelenke betreffen, was im englischsprachigen Raum so zusammengefasst wird: »Can't pee, can't see, can't climb a tree!«

Die umgangssprachlich als Tripper bezeichnete Geschlechtskrankheit wird unter Fachleuten Gonorrhoe genannt. Die auslösenden Bakterien, die Gonokokken, sind ebenfalls hochansteckend. Besonders ungeschützter Geschlechtsverkehr führt zur Infektion. Haben sich die Bakterien in den Schleimhäuten des menschlichen Körpers angesiedelt, vermehren sie sich schnell. Beschwerden bei einem Infizierten können nach einigen Tagen auftreten und äußern sich in Schmerzen beim Wasserlassen und einem milchig-eitrigen Ausfluss. Wer sich das bildlich vorstellt, weiß, woher der Name kommt. Da es sich auch bei Tripper um eine bakterielle Infektion handelt, kann sie gut mit Antibiotika behandelt werden. Ein Antibiotikum wird meist in Tablettenform verabreicht und tötet die Bakterien ab. Es bestehen bei der Behandlung gute Heilungschancen.

Etwas anders sieht es bei der Syphilis (Lues) aus, deren Erreger den wohlklingenden Namen Treponema pallidum hat.

Hier äußern sich Symptome nicht nur an den Geschlechtsorganen, sondern am ganzen Körper. Es bilden sich anfangs kleinere Geschwülste, nach etwa sieben bis zehn Wochen kommt es zu grippeähnlichen Beschwerden. Bei einem Teil der Infizierten folgt ein chronischer Verlauf, der durch vielfältigen Haut- und Organbefall (sogar des Gehirns) gekennzeichnet ist. Die Diagnose wird hauptsächlich durch den Nachweis von Antikörpern im Blut gestellt.

> **TIPP** Vermeiden Sie ungeschützten Geschlechtsverkehr mit unbekannten Personen!

Auch die Syphilis ist durch die Gabe von Antibiotika, insbesondere dem klassischen Penicillin, heilbar. Männer sind weit häufiger betroffen als Frauen. Übrigens soll der große Entdecker Christoph Kolumbus beziehungsweise seine Matrosen 1492 von seinen Entdeckungsreisen auch diesen Schatz mit nach Europa gebracht haben – mit weitreichenden Folgen. Möglicherweise kostete die Syphilis beispielsweise Ludwig van Beethoven das Gehör, befiel angeblich Philosophen wie Nietzsche und Schopenhauer und Diktatoren wie Hitler und Mussolini. Bei den beiden Letzteren würde ich rückblickend sogar mit hoher Wahrscheinlichkeit eine Gehirnbeteiligung vermuten … sofortiger Führerscheinentzug wäre die richtige Konsequenz gewesen!

Ha, Ha: HPV und Herpesviren

Herpes ist allgemein bekannt durch eine Bläschenbildung an den Lippen, ausgelöst durch Herpes-simplex-Viren (HSV). Dabei führt eine Infektion meist gar nicht zu einer Erkrankung: 90 % der Infizierten bekommen keine oder nur sehr unauffällige Symptome. Wer sich jedoch einmal mit Herpesviren angesteckt hat, trägt sie lebenslang im Körper und kann immer wieder Symptome bekommen. Für die meisten Fälle von Genitalherpes ist der Virus-Typ 2 verantwortlich. Typ 1 verursacht hingegen den erwähnten Lippenherpes, der aber bei Oralverkehr gelegentlich auch auf die Genitalregion übertragen werden kann. Bläschen durch Blasen! Für beide Typen genügen schon minimale Schleimhautverletzungen, um infizierte Körperflüssigkeit zu übertragen.

Virushemmende Mittel können die Beschwerden eindämmen und die Erkrankungsdauer um 2 bis 4 Tage verkürzen. Solche Medikamente sind übrigens keine Antibiotika! Das sollte vielleicht mal klargestellt werden: Antibiotika wirken generell nicht gegen Viren, sondern nur gegen Bakterien! Schlagzeilen machte der Genitalherpes übrigens im April 2019, als es nach dem Coachella-Musikfestival in der südkalifornischen Region zu einem deutlichen Anstieg der Erkrankungsfälle kam. Wie das wohl passierte? War's ein Influencer?

Die feigen Feigwarzen, sogenannte Condylome, entstehen durch humane Papillomviren (HPV), die ebenfalls meist bei sexuellem Kontakt übertragen werden und ein Leben lang im Körper verbleiben. Beim Mann können sie einzeln oder in Gruppen am Penisschaft und im gesamten Genitalbereich auftreten. Sie sind kosmetisch störend, aber beim Mann untenrum nicht wirklich gefährlich, nur »Lattenrost« sozusagen. Peniskrebs als Spätfolge ist extrem selten. Durch Oralverkehr kann HPV jedoch auch auf die Mundschleimhaut übertragen werden und dort langfristig Mund- und Rachentumore auslösen.

Die Behandlung erfolgt mit lokal anwendbaren Medikamenten, durch Laser oder operativ. Aber Achtung: Bei der Frau können bestimmte HP-Viren Vorstufen von Gebärmutterhalskrebs auslösen!

TIPP Jungs sollten unbedingt vor dem ersten Geschlechtsverkehr gegen HPV geimpft werden!

Bis Anfang 2019 wurde die verfügbare Impfung nur den Mädchen empfohlen. Welchen Sinn aber macht es, bei einer Doppelgarage nur die eine Hälfte mit einem Brandschutz zu versehen? Keinen. Daher wird nun auch allen Jungs vor dem ersten Geschlechtskontakt unbedingt eine Impfung gegen diese gefährlichen Virustypen empfohlen! Wichtig!

FUN FACTS: SEX

- Männer schlafen oft kurz nach dem Orgasmus ein. Wir Mediziner nennen das postkoitale Narkolepsie. Schuld daran ist mal wieder das Hormon Oxytocin, weil es sehr stark das Schlafzentrum im Hypothalamus aktiviert. Liebe Frauen, dies ist also bitte weder als Desinteresse noch als totale Erschöpfung nach körperlicher Verausgabung zu deuten.
- Speichel enthält Moleküle aus vielen Drüsen und Organen des Körpers. Auf diese Weise wird beim Zungenkuss ein Geschmacksprofil übertragen und es werden Informationen über Gesundheit und Gene übermittelt. Zudem enthält der Speichel eines Mannes so viel Testosteron, dass das sexuelle Erregungszentrum der Frau damit aktiviert wird.
- Am sexuell aktivsten war wohl König Fatefehi von Tonga, der Gerüchten zufolge 37 800 Jungfrauen beglückt haben soll, und das in den Jahren 1770 bis 1784. Das wären also sieben Geschlechtsakte pro Tag! Respekt! Hingegen soll der Verfasser des Kamasutras, Mallanaga Vatsyayana, komplett enthaltsam gelebt haben.
- Kondome wurden nach dem Earl of Condom, dem Leibarzt des als sexsüchtig geltenden Königs Charles II. von England, benannt.
- Die ersten Kondome wurden aus Tierdarm gefertigt. Heutige Kondome sind genormte Gummis, die nach deutscher Industrienorm erst bei 18 Litern Füllmenge platzen dürfen. Dies ist möglich geworden durch die Vulkanisierung von Kautschuk, einer Erfindung von Charles Goodyear aus dem Jahre 1839. Goodyear ist heute als einer der größten Reifenhersteller bekannt. So schließt sich immer wieder der Kreis zum Automobil …

- Männer, die von der Brasilianischen Wanderspinne gebissen werden, leiden stundenlang unter einer schmerzhaften Dauererektion. Das Toxin konnte mittlerweile isoliert werden. Wir dürfen gespannt abwarten, ob die Pharmaindustrie der Wunder-Wanderspinne nun ein neues Wundermittel entlocken kann.
- Bei der mexikanischen Fußballnationalmannschaft waren kurz vor der WM 2018 in Russland 30 Escortdamen zu Gast im Trainingslager. Erklärt das unsere 0:1-Niederlage gegen Mexiko im ersten Gruppenspiel?
- Biologen entdeckten bei Affen, dass Weibchen sich häufiger mit Männchen paaren, die ihnen Fleisch bringen. Das nennt man Fleisch-für-Sex-Prinzip. Grund genug, die Liebste mal wieder zum Essen einzuladen?

IIEF-5 Selbsttest zu Erektionsstörungen

Wie würden Sie ihre Zuversicht einschätzen, eine Erektion zu bekommen und zu behalten?

1 fast nicht vorhanden · **2** niedrig · **3** mittelmäßig · **4** groß · **5** sehr groß

☐

Wenn Sie bei sexueller Stimulation eine Erektion hatten, wie oft war sie hart genug für eine Penetration?

1 fast nie · **2** selten · **3** ungefähr 50 % · **4** meistens · **5** fast immer

☐

Wie oft waren Sie bei dem Geschlechtsverkehr in der Lage, nach der Penetration die Erektion aufrechtzuerhalten?

1 fast nie · **2** selten · **3** ungefähr 50 % · **4** meistens · **5** fast immer

☐

Wie oft waren Sie bei dem Geschlechtsverkehr in der Lage, die Erektion bis zum Ende aufrechtzuerhalten?

1 fast nie · **2** selten · **3** ungefähr 50 % · **4** meistens · **5** fast immer

☐

Wenn Sie versuchten, Geschlechtsverkehr zu haben, wie oft war er befriedigend für Sie?

1 fast nie · **2** selten · **3** ungefähr 50 % · **4** meistens · **5** fast immer

☐

Summe der Punkte
(bitte auch auf S. 249 übertragen!) ☐

Auswertung

22–25 Punkte: Keine erektile Dysfunktion · 17–21 Punkte: Milde erektile Dysfunktion · 12–16 Punkte: Milde bis moderate erektile Dysfunktion · 8–11 Punkte: Moderate erektile Dysfunktion · Unter 8 Punkte: schwere erektile Dysfunktion

IIEF-EF-Domain des Fragebogens zur Qualität der erektilen Funktion (EF) nach Cappelleri JC et al., Urology 1999; 54: 346 - 351 auf der Basis des IIEF (International Index of Erectile Function; Rosen RC et al., Urology 1997; 49: 822-830).

FAHRGESTELL
Bewegungsapparat

Der (un)bewegte Mann – Still going strong

Viele Männer im mittleren Alter denken bei dieser Überschrift an den Film »Der bewegte Mann«. Einige werden sich sicher erinnern. Jedenfalls dann, wenn sie 1994 mindestens zwölf Jahre alt waren und ins Kino gehen durften. Die Story war allerdings weniger für Zwölfjährige gemacht. Der Film handelte von einem notorischen Fremdgänger. Nun ist Fremd-Gehen auch eine Form von Bewegung, allerdings in diesem Kapitel weniger gemeint. Was wir aber festhalten sollten: Gehen ist definitiv gesünder als Sitzen. Wir Menschen verfügen schließlich über einen Bewegungsapparat, und den sollten auch wir Männer regelmäßig nutzen.

Sitzen ist heutzutage das neue Rauchen, liest und hört man immer häufiger in den Medien. Böse Zungen behaupten sogar, der moderne Mensch säße sich zu Tode. Tatsache ist: Wissenschaftler haben herausgefunden, dass zu viel Sitzen zur Entstehung einer Vielzahl von Erkrankungen führen kann. Angefangen bei Fettleibigkeit über Diabetes bis hin zu Krebs und Depressionen. Wer im Sitzen arbeitet, erkrankt zudem häufiger am Muskel- und Bewegungsapparat. Wenn es dem Chassis an Bewegung mangelt, ist das Gefährt seiner Funktion beraubt und macht es sich schön bequem.

Verständlich, denn so gesehen verhält sich ein Bewegungsapparat auch nur menschlich. Kürzlich las ich: Der Stuhl ist unser Feind und bringt den Körper Stück für Stück um. Oh Gott! Das hatte gesessen. Sofort fragte ich mich, wie es dann mit dem Bett steht? Müssen wir jetzt den Rest unseres Lebens im Stehen schlafen? Dürfen Gesetzesbrecher nicht mehr im Gefängnis einsitzen? Oder noch viel schlimmer: Dürfen wir Männer niemals mehr einen sitzen haben? Sicher nicht. Aber wir sollten wieder etwas tun und mehr Bewegung in unser Leben bringen. Stand up and fight! Und zwar für deine Gesundheit, Mann!

Es hilft also nix: Wir müssen uns der Bewegung stellen, wollen wir nicht irgendwann Gefahr laufen, umzufallen. Denn fürs Gehen und Laufen sind wir wie geschaffen. Wir sind wie unser geliebtes Auto bestens ausgestattet: Hinterachse, Vorderachse, Lenkgestänge, Stoßdämpfer, Niveauregulierung, Scharniere, Kugellager, Bremsbacken, Spurstange, Karosserie. Alles drum, alles dran. All das gehört zu unserer männlichen Grundausstattung, es dient der Bewegung oder wird bewegt. Ergo gibt es keinen Grund einzurosten. Oder doch?

Zu den häufigsten Anzeichen, die uns gerne ausbremsen, wenn unsere Erstzulassung schon länger zurückliegt, gehören allgemeine, altersbedingte körperliche Verschleißerscheinungen wie etwa zu viel Spiel in der (Ge)Lenkung oder abgenutzte Bremsbeläge, sprich Gelenk-Knorpelmasse. Oft spüren wir dann Schmerzen. Um diese Schmerzen zu vermeiden, vermeidet Mann dann auch gleich ihre Auslöser. Wir laufen so wenig wie möglich, wir bücken uns nur noch, wenn es gar nicht mehr anders geht. Außerdem sitzen oder liegen wir viel.

Dieses Verhalten ist zwar verständlich, verschlimmert die Sache aber nur noch. Denn naturgemäß führt gerade Bewegung beispielsweise zur Bildung neuer Gelenkflüssigkeit. Wir kennen das von unserer Autobatterie, die sich beim Fahren auf- und beim Stehen entlädt. Statt hin und wieder Gas zu geben und so die Produktion anzuregen, fahren wir die Bewegung zurück, sodass in Folge immer weniger oder gar keine Gelenkschmiere mehr produziert wird, und die Gelenke schmerzen immer heftiger.

Aber auch, wenn wir zu den Produktionsjahrgängen zählen, die nicht eben frisch vom Band gelaufen sind, sollte Bewegung dennoch Teil unseres Lebens sein und bleiben. Wir müssen ja nicht gleich an Tuning denken und unseren Body im Studio builden. Immer schön altersgerecht bewegen, lautet das Motto. Hauptsache, nicht stillstehen. Denn Bewegung verlängert das Leben. In diesem Sinne: Halten Sie es wie die Movie-Stars (frei übersetzt: Bewegungsstars) – The show must go on and on and on ...

Chassis: Knochen und Muskeln

Unser Skelett besteht aus über 200 Knochen, die für stabilen Halt und flexible Bewegung des Körpers sorgen. Man könnte sie als unser Fahrwerk mit Achse, Federung und Lenkgestänge bezeichnen. Dieses Fahrwerk ist für den Insassenkomfort verantwortlich und liefert einen wesentlichen Beitrag zur Fahrdynamik und Sicherheit. Es muss Antriebs- und Lenkkräfte übertragen, Stoß- und Bremskräfte abfedern und Schwingungen dämpfen. Hierzu sind wichtige Organe wie Gehirn und Rückenmark sowie Herz und Lunge schützend von Knochen umgeben. Der Schädelknochen fungiert dabei wie ein Helm und der elastischere Brustkorb wie eine Knautschzone. Zusammengehalten wird das Skelett durch ca. 100 Gelenke, die zugleich für Beweglichkeit sorgen. Je nach ihrer Form fungieren sie als Scharniere oder Kugellager. Bänder verstärken diese Gelenke und beugen durch Einschränkung der Bewegungsspielräume möglichen Verletzungen vor.

Die rund 600 Muskeln des Mannes tragen etwa die Hälfte zum Gesamtgewicht des Körpers bei. Diese Skelettmuskeln setzen an den Knochen an und ändern durch Zusammenziehen ihre Länge und Form. Das Nervensystem schickt Befehle an die Skelettmuskulatur, sich zusammenzuziehen. Das Ergebnis dieser Muskelkontraktionen sind dann Bewegungen. An unserem Körper bilden die Muskeln je nach Ausprägung formschöne Konturen, vergleichbar mit Motorhaube, Kühlergrill und Kotflügel bei einem Muscle-Car. Funktionell unterscheidet man im Innenaufbau der Muskeln die langsamen S-Fasern (slow), die der Marathonmann benötigt, von den schnellen F-Fasern (fast) für den Sprinter.

Die Knochen sind im Vergleich zu den Muskeln nicht so schwer, wie man vielleicht denken würde. Aufgrund ihrer Leichtbauweise machen sie nur 14 % des Körpergewichts aus. Und sie sind alles andere als hartes totes Gewebe, sondern sogar die Quelle des Lebens. Im Markraum der Knochen befinden sich nämlich die Stammzellen, aus denen sich Blutzellen entwickeln. Außerdem speichert das Skelett Calcium und Phosphor. Je nach körperlicher Belastung wird die Bälkchenstruktur der Knochen ständig umgebaut und neu stabilisiert. Bei Inaktivität hingegen wird Knochensubstanz ebenso wie Muskelmasse eher abgebaut. Knochen selbst sind nicht von Nerven durchzogen und somit schmerzunempfindlich. Der Schmerz, den wir bei Knochenbrüchen empfinden, stammt von der sensiblen Knochenhaut. Beim Thema Schmerz müssen wir leider direkt weiter nachhaken:

Bremsbelagverschleiß oder: Ihr Startplatz in der Rheuma-Liga

Dort, wo Knochenenden aufeinanderstoßen, fungieren Gelenke wie Bremsbeläge und Stoßdämpfer. Beide Funktionen übernimmt der Gelenkknorpel, ein glatter und elastischer Überzug, der ansonsten für eine reibungsfreie Beweglichkeit sorgt. Ernährt wird der Knorpel vom Gelenkinneren durch die Gelenkflüssigkeit, welche von der Gelenkhaut produziert wird. Und zwar vor allem dann, wenn sich der Mann bewegt.

Knorpelgewebe kann jedoch durch ruckartige Bewegungen oder Zusammenstöße verletzt werden, beispielsweise beim Sport. Weitere Ursachen sind Übergewicht oder eine dauerhafte Fehlbelastung der Gelenke. Fehlstellungen wie etwa

X- oder O-Beine bewirken eine ungleiche Knorpelabnutzung, ähnlich dem Profilabrieb der Autoreifen bei schlecht eingestellter Spur. Solche Abnutzungserscheinungen finden sich oft im Knie- und Hüftgelenk. Durch den Verlust des Gelenkknorpels kommt es schließlich zum Gelenkverschleiß – der sogenannten Arthrose, die sich durch Schmerzen und Entzündungen bemerkbar macht. Die Knochen reiben dabei ohne den Schutz und die Polsterung des Knorpels gegeneinander. Ein typisches Symptom ist, dass man nach einer Ruhephase, etwa nach längerem Sitzen, bei einer Bewegung einen Schmerz spürt oder sich steif fühlt.

Generell nimmt das Risiko für Arthrose mit dem Alter zu. Die Zellen im Knorpel verlieren nämlich im Laufe des Lebens allmählich ihre Fähigkeit, frisches Knorpelgewebe zu bilden. Dennoch ist beispielsweise Joggen auch im höheren Alter noch gut für die Gelenke. Neuere Studien zeigen, dass Knorpel durch die Belastung länger erhalten bleibt und Marathon-Läufer sogar seltener an Arthrose leiden! Das klassische Gelenkrheuma (im Medizinerdeutsch rheumatoide Arthritis) hingegen ist eine Autoimmunkrankheit, bei der sich die Innenhaut der Gelenke chronisch entzündet, weil körpereigene Substanzen von Zellen des Immunsystems angegriffen werden.

Die Basistherapie kennen Sie schon aus anderen Kapiteln: Abnehmen und Bewegen! Mit Physiotherapie lässt sich die Beweglichkeit der Gelenke gezielt fördern, zusätzlich werden physikalische Therapien mit Wärme, Kälte und Strom eingesetzt. Einlagen und Spezialschuhe können dazu beitragen, falsche Belastungen zu reduzieren. Medikamente gegen Arthrose setzen als Anti-Blockier-System an mehreren Punkten an. Als Schmerzmittel kommen oft sogenannte nichtsteroidale Antirheumatika (NSAR) zum Einsatz. Zu den bekanntesten gehören etwa Acetylsalicylsäure (ASS), Diclofenac oder

TIPP Regulieren Sie Ihr Körpergewicht!

Ibuprofen. Sie sollen ständige Schmerzen und chronische Entzündungen lindern. Bei akuten Entzündungen kommen vorübergehend Cortisonpräparate zum Einsatz, manchmal auch stark wirksame Schmerzmittel mit Opiaten. Ergänzend helfen muskelentspannende Wirkstoffe.

Der Knorpelaufbau durch ins Gelenk gespritzte Hyaluronsäure wirkt dadurch, dass diese in den Knorpel hineindiffundiert und dort Flüssigkeit bindet, also den Knorpel von innen wieder aufpolstert. Wasser kann nämlich sehr viel Druck auffangen. Das Prinzip ist beispielsweise gut erkennbar bei der schwebenden Steinkugel auf einem Springbrunnen. Auch Hydraulik-Stoßdämpfer machen sich genau diese Gesetzmäßigkeit zunutze.

Viele Operationen erfolgen mittels Gelenkspiegelung (Arthroskopie), beispielsweise das »Auswuchten«, also das Glätten eines geschädigten Knorpels – oder das Anbohren, bei dem durch gewollte Mini-Verletzungen die Knorpelneubildung angeregt werden soll. Es können auch körpereigene Knorpelzellen nachgezüchtet und wieder eingesetzt werden. Bei sehr starken Fehlstellungen kann eine komplette Gelenkumstellung sinnvoll sein. Durch diese »Neueinstellung der Spur« wird die Belastung der geschädigten Stelle reduziert. Und bei weit fortgeschrittener Arthrose wird das beschädigte Gelenk oft gegen ein Kunstgelenk (Endoprothese) ausgetauscht. Solche »neuen Kugellager« haben heutzutage eine Haltbarkeit von rund 15 Jahren. Nicht nur Ihre verschlissene Hüfte, sondern auch das einmontierte Ersatzteil sind also »ausbaufähig«. Sehen Sie es aber einfach positiv: Mit einer neuen Hüfte werden Sie auch im höheren Alter noch zum »Hipster«.

Das Kreuz mit dem Kreuz: Bandscheibe und Rücken

Der Rücken ist ein komplexes Gebilde aus Knochen, kleinsten Gelenken, Bändern und Muskeln. 24 bewegliche Wirbel, das Kreuzbein und das Steißbein sorgen für Stabilität und Flexibilität. In der Auto-Analogie ist der Rücken zugleich die Längsachse und die Spurstange unseres Pkw. Das Wort »Rückgrat« bezeichnet im heutigen Sprachgebrauch nicht nur die Stabilität der Wirbelsäule, sondern meint auch eine innere Stärke; das Wort »Haltung« bezieht sich nicht nur auf die körperliche, sondern auch auf die Geisteshaltung.

An unserer Körperhaltung lässt sich bereits viel über die Psyche ablesen. Schließlich liegt die Last der Verantwortung auf unseren männlichen Schultern, so wie schon dereinst das komplette Himmelsgewölbe auf den Schultern des Riesen Atlas. Nach diesem wurde auch der erste Halswirbel benannt, der zwar nicht die ganze Welt, aber zumindest den Kopf des Mannes trägt. Und das ist richtig anstrengend. Wer beispielsweise unzufrieden mit seinem Job ist, hat erwiesenermaßen ein erhöhtes Risiko, an chronischen Rückenbeschwerden zu erkranken.

Auch einschneidende Lebensereignisse wie der Verlust eines geliebten Menschen oder Arbeitslosigkeit begünstigen Rückenschmerzen. Ausgangspunkt für das Kreuz mit dem Kreuz ist nicht selten eine depressive Verstimmung. Und wenn wir dann noch tagsüber viel sitzen, passiert Folgendes: Der stärkste Hüftbeugemuskel, Iliopsoas genannt, verkürzt sich und verkümmert. Er ist jedoch von entscheidender Bedeutung für die Stabilität der Lendenwirbelsäule.

Als Ergebnis all dieser genannten Ursachen sind in Deutschland über die Hälfte der Männer von Rückenschmerzen betroffen. Trotz der vielfältigen Auslöser liegt der ursprünglichste Grund für unsere Rückenbeschwerden aber in der Evolution. Der aufrechte Gang und die gestiegene Lebenserwartung setzen unserem Rücken massiv zu. Die doppelt s-förmig gebogene Wirbelsäule war ursprünglich nämlich nur für eine Lebenszeit von 30 bis 50 Jahren ausgelegt. Die Evolution kommt somit der Verlängerung unserer Lebenszeit schon lange nicht mehr hinterher. Die »Leidtragenden« im wahrsten

Sinne des Wortes sind die zwischen den Wirbeln gelegenen Bandscheiben, welche als Stoßdämpfer und zur Niveauregulierung dienen.

Je nach Körperposition ändert sich die Druckbelastung auf unsere Bandscheiben: Im Liegen sind es nur ca. 20 kg, im Stehen bereits etwa 100 kg, im Sitzen sogar 150 bis 170 kg und beim Heben von Lasten bis zu 500 kg! Bei auftretendem Verschleiß werden die Bandscheiben weicher, vergleichbar mit einem nur halb aufgepumpten Autoreifen. Es resultiert eine Vorwölbung (Protrusion). Dadurch geraten die darüber und darunter liegenden Wirbelkörper »ins Schwimmen« und die Wirbelsäule muss den Reifenstapel wie ein Zirkuskünstler ständig neu ausbalancieren. So kommt es oft zu einer schmerzhaften Gegenreaktion der umgebenden, aber durch Sitzen geschwächten Muskulatur, gemeinhin als »Hexenschuss« bekannt. Und wenn irgendwann die Faserhülle der Bandscheibe einreißt – beim Auto wäre das ein »Plattfuß« –, tritt der gallertartige innere Kern aus und es entsteht ein Bandscheibenvorfall (Prolaps). Statistisch gesehen passiert das am häufigsten zwischen dem 30. und 60. Lebensjahr.

TIPP

Erlernen Sie rückenschonendes Heben!

Und muss ich mich wiederholen, was die Therapie angeht? Richtig, Sie wissen es schon: Abnehmen und Bewegen sind Ihr Kreuz-Schlüssel zum Glück!

Rückenschonendes Heben ist sinnvoll. Das heißt: Halten Sie den Rücken möglichst gerade. Heben oder tragen Sie Lasten nicht mit gekrümmtem, nach vorn gebeugtem Oberkörper. Mit Schmerzmitteln, Wärme und Physiotherapie kann eine Operation meistens umgangen werden. Ein Bandscheibenvorfall sollte aber spätestens dann operiert werden, wenn er Lähmungen hervorruft oder der Patient auf Schmerzmittel nicht mehr anspricht.

Geschwinder Schwund: Osteoporose

Knochen können so porös werden wie die Dichtungsgummis eines Oldtimers. Und das kommt so: In unserem Skelettgerüst sind zwei Arbeitstrupps tätig. Die einen heißen *Osteoblasten* und *bauen* an belasteten Stellen ständig neue Knochenbälkchen auf. Die anderen – die *Osteoklasten* – sind die Abrisskolonne und *klauen* ständig Knochenmasse dort, wo sie nicht belastet wird und somit überflüssig erscheint. Schon ab dem 35. Lebensjahr überwiegt der Knochenabbau den Knochenaufbau, was den Knochen so schwächen kann, dass er irgendwann sogar bricht. Meist sind die Wirbelkörper der Brustwirbelsäule davon betroffen und es kommt zur Buckelbildung. Bei Frauen ist die Erkrankung als »Witwenbuckel« weithin bekannt, beim Mann wird sie aber oft übersehen.

Folgende Risikofaktoren für die Entwicklung einer Osteoporose sind beschrieben: Hormonstörungen mit einem Mangel an Testosteron, hochdosierte Behandlung mit cortisonhaltigen Medikamenten über längere Zeit, übermäßiger Alkoholkonsum mit einseitiger Ernährung, chronische Durchfälle und wie immer Bewegungsmangel und Übergewicht. Hohe Mengen an Kaffee führen zur einer Calciumausschwemmung über die Nieren. Man sollte darum nicht mehr als zwei bis drei Tassen Kaffee pro Tag zu sich nehmen.

TIPP Nehmen Sie etwa 1000 mg Calcium pro Tag zu sich!

In Deutschland leiden ca. 2 Millionen Männer an Osteoporose, aber nur jeder fünfte Mann wird auch behandelt. Dabei ist die Basisbehandlung so simpel: Wichtigste vorbeugende Maßnahmen sind eine ausgewogene Ernährung mit Calcium und Vitamin D sowie viel Bewegung im Freien. Vitamin D ist zwar das einzige Vitamin, das unser Körper selbst produzieren kann, aber es muss durch Sonnenlicht angeregt werden. Es sorgt dafür, dass im Darm Calcium aufgenommen und über die Blutbahn zu den Knochen transportiert und dort eingelagert wird. Besonders im Winter zeigen sich bei weiten Teilen der Bevölkerung erniedrigte Vitamin-D-Spiegel. Daher sollte man sich mindestens 30 Minuten täglich draußen aufhalten.

Calcium findet man beispielsweise in Milchprodukten wie Joghurt und Käse. Die laut Studien empfohlene Tagesdosis liegt zwischen 500 und 1000 mg pro Tag, was in etwa dem Verzehr von 100 g Schnittkäse entspricht. Mengen über 2000 mg Calcium pro Tag werden aber nicht empfohlen, da es in aktuellen Studien Hinweise auf ein erhöhtes Herz-Kreislauf-Risiko gibt. Und zu guter Letzt: Calcium wird nur dann in den Knochen eingebaut, wenn dieser auch belastet wird. Daher gilt auch hier mal wieder: Bewegung, Bewegung, Bewegung!

MENiskus und Kreuzband

»Wer den Schaden hat, muss sich um den Sport nicht mehr sorgen.« Diese Abwandlung eines bekannten Zitates gilt für Meniskusschäden ganz besonders. Die Menisken sind C-förmige, faserige Knorpel. Sie liegen im Kniegelenk jeweils an den Außen- und Innenseiten wie keilförmige Zwischenlegscheiben zwischen den Gelenkflächen von Schienbein- und Oberschenkelknochen. Dort vergrößern sie die Kontaktfläche, verteilen das Gewicht, dämpfen Stöße ab und stabilisieren das Gelenk.

Bei uns Männern in den mittleren Lebensjahren beginnen die Menisken zu verschleißen, denn unter der Last des Körpers wird das Meniskusgewebe immer dünner. So können Risse schon durch geringe oder sogar ganz ohne Gewalteinwirkung entstehen. Zu einer Verletzung kommt es dann typischerweise bei einer Dreh- oder Sturzbewegung sowie beim schnellen Beugen oder Strecken. Die Behandlung eines Meniskusrisses hängt von Faktoren wie Größe und Lage des Risses, aber auch von Alter, Sportlichkeit und Schmerzen ab. Läsionen, die keine oder nur geringe Probleme machen, können zunächst mit Ruhigstellung, also einem Anziehen der Feststellbremse, und dann mit krankengymnastischen Übungen auskuriert werden. Wenn doch operiert werden muss, kommen eine Meniskusteilentfernung oder eine Meniskusnaht im Rahmen einer Kniespiegelung in Betracht.

Und wo wir gerade ins Knie reingucken: Die beiden Kreuzbänder haben die Aufgabe, das Knie zu stabilisieren, seine Bewegungen zu begrenzen und vor Verrenkungen zu schützen. Sie verlaufen wie diagonale Zweipunktgurte über Kreuz im Inneren des Gelenks vom Oberschenkelknochen zum Schienbein. Das rund 4 cm lange und 1 cm breite vordere Kreuzband verdreht sich besonders in der Kniebeugung. Ein vorderer Kreuzbandriss tritt also oft in Folge einer abrupten Bremsbewegung bei gleichzeitiger Beugung und Drehung im Knie auf. Das Risiko dafür besteht klassischerweise beim Fußballspielen und Skifahren. Nicht selten treten Kreuzbandrisse in Kombination mit anderen Knieverletzungen auf. Der Orthopäde spricht dann von einer »Unhappy Triad«, wobei neben dem Kreuzband auch das Innenband sowie der Innenmeniskus gerissen ist. Wenn man Pech hat und eine solch schwerwiegende Sportverletzung erleidet, sollte man das sofort mit PECH gegenbehandeln: P = Pause, E = Eis, C = Compression, H = Hochlagern. Alles Weitere müssen dann die Untersuchungen zeigen …

Haste nie und raste nie …

… sonst hast du die Myasthenie (Muskelschwäche) … Bewegung ist notwendig, damit unsere Muskulatur optimal und störungsfrei funktionieren kann. Fast die Hälfte aller Unfallschäden, sprich Sportverletzungen wie Zerrungen, Dehnungen und Muskelrisse, resultieren aus fehlendem Training oder mangelndem Aufwärmen vor der sportlichen Aktivität. Die Notwendigkeit zur Bewegung lässt sich also auf einfache uralte sprichwörtliche Formeln reduzieren: »Sich regen bringt Segen« – »Wer rastet, der rostet« – und das Ganze natürlich nachhaltig und langfristig: »Turne bis zur Urne!« Aber was ist nun besser, Kraft- oder Ausdauertraining?

Beginnen wir mit dem Ausdauertraining: Laufen ist der ideale Sport für die Kalorien- und Fettverbrennung. Über zwei Drittel der gesamten Körpermuskulatur werden beim Laufen aktiviert. Damit profitieren vom Joggen nicht nur die Beine, sondern indirekt auch die Rumpfmuskulatur. Läufer haben daher weniger Rückenschmerzen. Zwar prallt bei jedem Laufschritt etwa das Zwei- bis Dreifache des Körpergewichts auf die Gelenke von Fuß, Knie und Hüfte, aber das härtet ab, wie ich vorhin erläutert habe. Bei zu starken Gelenkschmerzen sollte man aber eher auf Krafttraining setzen, denn dieses bezieht den ganzen Körper ein. Wollen Sie richtig Muskeln aufbauen, dann trainieren Sie bis zu dem Punkt, wo es anfängt, unangenehm zu werden, und erhöhen Sie langsam das Gewicht. So geben Sie dem Muskel den Wachstumsimpuls.

TIPP

Haste nie und raste nie!

Als Marathoni muss ich hier aber nochmals alle Vorteile des Laufens – auch unabhängig vom Bewegungsapparat – anführen: Die regelmäßige Bewegung schult das Gehirn, weil es Koordinationsarbeit leisten muss. Sportlergehirne sind besser durchblutet, ausdauernder und konzentrationsfähiger. Es wird verhindert, dass der für die Hirnleistung so wichtige Dopaminspiegel absinkt. Laufen stimuliert das Gedächtnis, das Lernvermögen, die Kreativität, sogar die Testosteronproduktion. Es kommt zur Verbesserung der Blutzuckerregulation und des Immunsystems. Schon nach 30 Minuten Joggen zeigt sich eine Steigerung der Killerzellen im Blut um ein Drittel! Lungenfunktion, Blutdruck, Herzfunktion, Fließeigenschaften des Blutes werden optimiert, nicht zu sprechen von der Verbesserung der Schlafqualität, dem Abbau von Adrenalin und somit von Stress, Besserung von Depressionen, schönerer Haut, besserem Sex … Wollen Sie noch mehr hören?

Okay: Es kann zu einer Verringerung des Risikos von Schlaganfällen und selbst von Krebserkrankungen wie Darm- und Prostatakrebs kommen. Die positiven Effekte kann man sogar in den Erbanlagen ablesen: Ein 45-minütiges Ausdauertraining dreimal pro Woche kann zu einer Verlängerung der »Schutzkappen« an den Enden der Chromosomen führen. Selbst bei schon bestehender Krebserkrankung gibt es einen kompletten Paradigmenwechsel: Früher musste sich ein Krebskranker absolut schonen, heute soll er rennen! Außerdem führt Laufen zur Vorbeugung von Knochenschwund, zur Anregung des Fettstoffwechsels und Senkung des Cholesterinspiegels und zu einer Gewichtsreduktion, zur Stärkung des Selbstbewusstseins, oder einfach in der Summe: zur Sicherung eines unabhängigen Lebensstils bis ins hohe Alter! Puh, diese Aufzählung war fast anstrengender, als mal eben eine Runde Laufen zu gehen…

TIPP Treiben Sie drei- bis fünfmal pro Woche mindestens 30 Minuten Sport!

Aber selbst beim Sport gibt es Überdosierungen, wie schon Bertolt Brecht wusste: »Der große Sport fängt da an, wo er längst aufgehört hat, gesund zu sein.« Es ist also Augenmaß gefragt. Grob zusammengefasst sollte Ihr Trainingsplan etwa so aussehen: 60 % Ausdauertraining, 30 % Krafttraining, 10 % Gymnastik und Dehnen, das Ganze drei- bis fünfmal pro Woche über mindestens 30 Minuten. Setzen Sie sich realistische kurz- und langfristige Ziele. Selbst der gestresste Manager, der hektisch vom Pontiac zum Pilates läuft, kann sich diese Zeit nehmen.

Wählen Sie einen Sport, der körperlich und zeitlich zu Ihnen passt, vermeiden Sie Langeweile durch wechselnde Sportarten oder durch Training in der Gruppe. Führen Sie ein Trainingsprotokoll und steigern Sie die Trainingsumfänge langsam und schrittweise. Wer darauf steht, kann die »Rennleitung« um Hilfe bitten und sich durch moderne Assistenzsysteme wie Sensoren, Körpertracker, Wearables und Online-Trainingspläne unterstützen lassen. App-solut erlaubt!

FUN FACTS: BEWEGUNGSAPPARAT

- Die Körpergröße reduziert sich tagsüber um gut 1 %. Grund dafür ist, dass die Bandscheiben durch den Druck Flüssigkeit verlieren. Während des Schlafes saugen sie sich wie ein Schwamm wieder mit Flüssigkeit voll und am nächsten Morgen ist die ursprüngliche Körpergröße wieder erreicht.
- In Experimenten wurden ein Knochen, ein Stahlrohr und ein vergleichbares Stück Holz bis zum Bruch belastet. Das Holz hielt 224 kg aus, das Rohr brach bei 255 Kilo und der Knochen erst bei 642 Kilo.
- Entspannt zurückgelehnt sitzen ist für den Rücken schonender als die bislang empfohlene aufrechte Sitzposition. Mit Hilfe der Kernspintomografie fanden Wissenschaftler heraus, dass die aufrecht sitzende Position das Rückgrat und die Bandscheiben am meisten belastet.
- Raucher haben ein erhöhtes Risiko, an chronischen Rückenschmerzen zu erkranken. Nikotin verengt die Blutgefäße. Knochen werden dadurch schlechter versorgt und die Knochendichte vermindert.

Fragebogen Arthroserisiko

Frage	Punkte	
Spüren Sie beim Treppengehen Schmerzen in den Knien?	2	☐
Haben Sie Schmerzen im Fuß, nachdem Sie eine Weile barfuß gegangen sind oder Schuhe mit harten Ledersohlen getragen haben?	1	☐
Sind Ihre Finger morgens steif?	2	☐
Bereitet Ihnen das Umdrehen des Kopfes im Auto Schmerzen oder ist die Beweglichkeit des Kopfes eingeschränkt?	2	☐
Leiden Sie seit Ihrer Kindheit an einer Sehstörung in Form von Schielen?	1	☐
Leiden Sie an Übergewicht?	1	☐
Arbeiten Sie in Ihrem Beruf überwiegend in gebückter Haltung?	1	☐
Haben Sie im Kindesalter länger als drei Jahre Ballettunterricht erhalten?	1	☐
Mussten Sie als Kleinkind eine Spreizhose tragen?	1	☐
Haben Sie nach längerer gebückter Tätigkeit tief sitzende Kreuzschmerzen?	1	☐
Neigen Sie verstärkt zu Blutungen?	1	☐
Leiden Sie unter Lähmungen der Arme oder Beine?	2	☐

Leiden Sie unter einer einseitigen Schwerhörigkeit?	1	
Leiden Sie an einer Schuppenflechteerkrankung?	1	
Haben Sie chronische Störungen der Gefühlswahrnehmung, sogenannte Empfindungsstörungen, an den Händen oder Füßen (Polyneuropathie)?	1	
Ist Ihr Harnsäurespiegel erhöht?	2	
Haben Sie im Jugendalter länger als fünf Jahre Leistungssport betrieben?	1	
Haben Sie im Laufe Ihres Lebens einen Knochenbruch mit Gelenkbeteiligung erlitten?	1	
Leiden Sie unter O- oder X-Beinen?	2	
Sind Sie in Ihrem Alltagsleben chronischen Erschütterungen, z. B. durch einen Presslufthammer, ausgesetzt?	2	
Leiden Sie unter starken Knick-, Spreiz- oder Plattfüßen?	1	
Wurde eine Wirbelsäulenoperation durchgeführt?	2	
Arbeiten Sie im Beruf seit über zehn Jahren ständig in Nässe, Kälte oder Zugluft?	1	
Wurde bei Ihnen eine Meniskusteil- oder -vollentfernung durchgeführt?	3	
Rauchen Sie regelmäßig täglich mehr als zehn Zigaretten?	1	
Zwischensumme		

Wurde bei Ihnen im Laufe des Lebens eine Gelenkruhigstellung über längere Zeit (z. B. sechs Wochen Gips) durchgeführt?	1	☐
Haben Sie im Laufe Ihres Lebens länger als ein Jahr Kortison eingenommen?	1	☐
Haben Sie im Laufe Ihres Lebens mehr als fünf Jahre eine der folgenden Sportarten ausgeübt: Hallenhandball, Fußball, Squash, Gewichtheben, Boxen oder Judo?	1	☐
Haben Sie wiederholt geschwollene Gelenke?	1	☐
Sind Sie älter als 50 Jahre?	1	☐
Hatten Sie als Jugendlicher zeitweise Kniebeschwerden?	1	☐
Haben Sie eine nicht ausgeglichene Beinlängendifferenz über einen Zentimeter?	1	☐
Ist einer Ihrer Elternteile an chronischem Rheuma erkrankt?	1	☐
Sind Sie beruflich täglich länger als vier Stunden mit einem Lkw unterwegs?	1	☐
Ist bei Ihnen eine sogenannte Gelenkmaus (ein freier Gelenkkörper, z. B. bestehend aus Knorpel) bekannt?	2	☐
Besteht bei Ihnen eine Störung des Fettstoffwechsels?	1	☐
Haben Sie im Laufe Ihres Lebens eine Bänderverletzung mit Gelenkinstabilität erlitten?	2	☐
Sind Sie im Laufe Ihres Lebens an einer eitrigen Gelenkerkrankung erkrankt?	3	☐

Frage	Punkte	
Wurde bei Ihnen in ein Gelenk mehr als dreimal Kortison injiziert?	2	
Leidet einer Ihrer Elternteile an einer Verformung oder Steifheit der Fingergelenke?	2	
Leiden Sie unter schweren Krampfadern?	1	
Leiden Sie unter einer Skoliose (Wirbelsäulenverkrümmung)?	1	
Haben Sie im Laufe Ihres Lebens einen Bandscheibenvorfall erlitten?	1	
Üben Sie beruflich eine kniende Tätigkeit (täglich mehr als drei Stunden), z. B. als Fliesenleger aus?	1	
Wurde einem Ihrer Elternteile ein künstliches Gelenk implantiert?	2	
Ist bei Ihnen eine Bindegewebsschwäche bekannt?	1	
Leiden Sie seit mehr als zehn Jahren an Diabetes?	1	
Ist bei Ihnen eine Abspreizhemmung der Beine vorhanden?	1	
Summe der Punkte (bitte auch auf S. 249 übertragen!)		

Auswertung

1–3 Punkte: Risikogruppe I: Ihr Arthroserisiko ist nicht besonders erhöht.
4–6 Punkte: Risikogruppe II: Ihr Arthroserisiko ist leicht erhöht.
7–9 Punkte: Risikogruppe III: Ihr Arthroserisiko ist deutlich erhöht.
Mehr als 9 Punkte: Risikogruppe IV: Sie zählen zu den Hochrisikopatienten!

Quelle: Therapiezentrum Bennigsen, Springe

KRAFTSTOFF-ZUFUHR
Ernährung

An der Tankstelle: Er-Nährungsthemen satt

Mann und Ernährung. Da stellt sich uns sofort eine grundsätzliche Frage: Kann man einen Unterschied zwischen männlicher und weiblicher Ernährung ausmachen? Gender Food? Gibt es das überhaupt?
Ja, es gibt zumindest einen deutlichen Unterschied im Ernährungsverhalten. Männer fahren sich zum Beispiel gerne mal ein ordentliches Steak rein, tanken mehr Ethanol (Alkohol) und haben grundsätzlich eine Neigung zu schwerer, energiereicher Kost. So wie sie ja auch zu mehr PS und Hubraum neigen. Frauen lassen dagegen eine gesundheitsbewusste Haltung erkennen. Sie essen mehr Obst, Salat sowie Gemüse und treten eher auf die Kalorienbremse. Fleisch bleibt bei ihnen öfter mal auf der Strecke. Grundsätzlich lässt sich sagen, dass Frauen sich in ihrem Ernährungsverhalten mehr an den in den Medien kommunizierten Ernährungsidealen orientieren. Männer sind dagegen deutlich genussorientierter unterwegs und essen einfach, was ihnen schmeckt. Dabei achten sie weniger auf Oktanzahl (Kaloriengehalt) ihrer Speisen und gehen gerne mal an die Grenze des zulässigen Gesamtgewichts.
So weit der kleine Ausflug in die weite Welt der Statistik. Nun hinein ins pralle Leben. Wenn der Mann zu seiner Frau sagt: »Du, Liebling, lass uns heute Essen fahren«, dann weiß sie: Er will mit ihr nicht in ein schickes Lokal, das ist in seinen Augen reine Geld- und Zeitverschwendung. Er will zur Fast-Food-Station – Drive-in genannt –, Hamburger und Pommes verdrücken. Er hat ja auch »Essen fahren« gesagt, nicht »Essen gehen«. In dieser Herange-

hensweise – besser Heranfahrensweise – drückt sich quasi der vielzitierte kleine Unterschied zwischen ihm und ihr aus.
Apropos Fast Food: In den USA ist dieses männliche Ess-Verhalten nicht nur annähernd normal, es wurde im Land der unbegrenzten Ess-Möglichkeiten sogar erfunden. Amerika ist Autoland. Was liegt da näher als Drive-thru-Restaurants? Bei uns heißen diese Orte der Kraftstoffaufnahme bekanntermaßen Drive-in-Restaurants. Wobei »Restaurant« gewaltig übertrieben ist und man auch gar nicht hinein-, sondern im Schritttempo vorbeifährt. Kurzes Anhalten inklusive. Es ist mehr wie eine Kalorien-Tanke mit Burger-Zapfsäule. Charakteristisch für das Drive-in ist ein Fenster auf der Rückseite des vermeintlichen Restaurants. Dieses Pförtner-Fenster ist so positioniert, dass Mann dabei im Auto sitzen bleiben kann. Sitzen bleiben ist wichtig, da Mann sonst womöglich unnötig Kraftstoff verbrauchen und Fettreserven verbrennen würde. Die Bestellung hat der Fahrer schon einige Meter vor jenem Fenster aufgegeben. Und zwar an einer Säule mit Gegensprechanlage. Auf einer überdimensionierten beleuchteten Speisekarte hinter der Säule konnte er aus dem Angebot auswählen: Super-Menü, SuperPlus-Menü oder Normal-Menü. Mit Additiv, also Majo oder Ketchup als Bleiersatz.
An einer solchen Nahrungsmittel-Tankstelle lässt sich übrigens wieder sehr gut das männliche Ernährungsverhalten im Vergleich zum weiblichen beobachten – sozusagen vom Munde ablesen. Denn es werden tatsächlich deutlich mehr Fahrer an solchen Orten angetroffen als Fahrerinnen. Nun gut. Das kann natürlich auch daran liegen, dass etwa zwei Drittel aller Führerscheinbesitzer Männer sind. Auf jeden Fall lieben Männer diesen Ort, an dem sie sich den Kofferraum, sprich Bauchraum so richtig vollladen und nach Herzenslust auftanken können. Traumatisch wird es für ihn nur, wenn er sie bestellen lässt, die mit der Produktpalette der Fast-Food-Kette ja nicht vertraut ist. Womöglich sucht sie nach der Zapfsäule für Bio-Kraftstoffe, da sie das von der Gemüseabteilung im Supermarkt

nicht anders kennt. Zur Ablenkung bestellt er schnell einen Tea-to-go für sie und einen Coffee-to-drive für sich und fährt mit ihr in den Sonnenuntergang ...

Raketentriebwerk: Der männliche Stoffwechsel

Männer essen wegen ihres höheren Energiebedarfs und durch geschlechtsspezifische Gewohnheiten mehr als Frauen, sie nehmen im Durchschnitt 2500 kcal pro Tag zu sich – im Vergleich zu nur 1800 kcal bei Frauen. Die Unterschiede im Detail: Knapp die Hälfte aller deutschen Männer isst jeden Tag Fleisch, bei den Frauen nur jede Fünfte. Außerdem ernähren sich nach Angaben des Robert-Koch-Institutes aus dem Jahre 2016 lediglich gut 2 % aller Männer vegetarisch, gegenüber 6 % bei den Frauen. Allerdings ist auch hier eine langsame Energiewende zu verzeichnen. Nach Schätzungen des Vegetarier-Bundes stellen täglich etwa 2000 Menschen ihre Ernährung auf vegetarische Kost um. Nichtsdestotrotz trinken Männer mehr Softdrinks und essen häufiger Tiefkühlprodukte. Auf Süßes allerdings fahren Männer und Frauen etwa gleich ab.

Aber klären wir doch zunächst, was der Begriff »eine Kalorie« überhaupt bedeutet: Er bezeichnet die benötigte Energiemenge, um ein Gramm Wasser bei einem definierten Luftdruck um ein Grad Celsius zu erwärmen. Die Nährwerte auf Verpackungen werden korrekterweise in Kilokalorien (kcal) angegeben, im Volksmund und in diesem Buch wird aber meist die Kurzform »Kalorien« benutzt. Jede Mahlzeit sollte im Idealfall aus den drei Grundnahrungsstoffen Kohlenhydraten, Proteinen und Fetten bestehen. Kohlenhydrate und Proteine haben pro Gramm einen Brennwert von etwa 4 Kalorien (kcal), Fett mit ungefähr 9 Kalorien mehr als doppelt so viele. Alkohol liefert pro Gramm immerhin 7 Kalorien. Die Hälfte dieser zugeführten Energie wandelt der Körper in

Wärme um. Er ist also im tatsächlichen Wortsinne ein Verbrennungsmotor, der mit den drei verschiedenen Treibstoffen Kohlenhydraten, Proteinen und Fetten betrieben wird. Das Molekül Adenosintriphosphat (ATP) ist dabei der universelle und unmittelbar verfügbare Energieträger unserer Körperzellen, quasi die Energie-Währung und gleichzeitig die Tankkarte des Körpers. ATP kann nämlich mit Energie aufgeladen werden und durch Umwandlung Energie auch wieder abgeben. So werden im Körper täglich sagenhafte 40 kg ATP aufgebaut und wieder verbraucht! Als Energiespar-Modell würde ich den männlichen Körper demnach nicht gerade bezeichnen …

Normal bleifrei: Kohlenhydrate

Kohlenhydrate bestehen aus Zuckermolekülen und sind unser wichtigster Energielieferant. Der einzige Zucker, den unser Körper verwerten kann, heißt Glukose, besser bekannt als Traubenzucker. Das Gehirn beispielsweise akzeptiert ausschließlich diese Energiequelle. Glukose besteht aus einem einzigen Molekül und wird daher auch Monosaccharid genannt. Weiterhin gibt es noch zwei Doppelmoleküle, nämlich den Fruchtzucker (Fruktose) und den Milchzucker (Galaktose). Diese Kohlenhydrate müssen vor ihrer Verwertung zuerst in Glukose umgebaut werden.

Das ist umso aufwendiger, je länger die Zuckerketten sind. Kurze Zuckerketten oder sogar reiner Zucker führen daher zu einem starken und schnellen Anstieg des Blutzuckerspiegels – ein kurzes Aufheulen unseres Stoffwechselmotors. Längere Zuckerketten wie beispielsweise in Vollkornbrot sorgen hingegen für einen ruhigen Motorlauf im Standgas, denn sie beanspruchen den Stoffwechsel viel gleichmäßiger als das Weißbrot aus dem Fast-Food-Regal.

Das Hormon Insulin aus der Bauchspeicheldrüse ist der notwendige Schlüssel, um der Glukose den Weg in die Zelle zu öffnen. Dazu später noch ein Wort.

Die Speicherform von Glukose in der Leber und den Muskeln ist das sogenannte Glykogen. Dies ist ein solcher Vielfachzucker aus einer Kette von Molekülen. Bei den Pflanzen heißt die vergleichbare Speicherform übrigens Stärke. Folglich können uns Obst und Gemüse auch »Stärke verleihen«. Und damit uns Männern das einleuchtet, folgende Erleuchtung: Ursprünglich haben Pflanzen diese Energie durch Photosynthese aus Sonnenlicht gewonnen und dann abgespeichert. Ein vegetarisch lebender Mann ist also streng genommen solarbetrieben.

Super Plus: Proteine (Eiweiße)

Auch Proteine bestehen aus Ketten. Hier heißen die Kettenglieder aber Aminosäuren, wovon es 20 verschiedene gibt. Acht davon wiederum kann der Körper nicht selbst herstellen. Sie müssen mit der Nahrung aufgenommen werden. Das kann bei rein vegetarischer Ernährung zu einem Problem werden, sofern man nicht eine abwechslungsreiche Kombination aus Getreideprodukten und Hülsenfrüchten zu sich nimmt. Nur wenige Pflanzen enthalten alle wichtigen Aminosäuren gleichzeitig. Dazu gehören Soja, Quinoa, Buchweizen oder die Samen der Chia-Pflanze.

Die aus den Aminosäuren zusammengebauten Proteine dienen als wichtige Rohbaustoffe dazu, Körperstrukturen neu herzustellen oder Gewebeschäden zu reparieren. Sogar unser Erbgut, die DNA, besteht aus Aminosäuren. Proteine übermitteln als Hormone Informationen und lenken als Enzyme chemische Reaktionen. Ferner spielen sie eine wichtige Rolle im Immunsystem. Es gibt zwei Arten von Proteinen: tierische (Fleisch, Milch, Eier, Geflügel) und pflanzliche (Getreide, Hülsenfrüchte, Reis, Nüsse). Tierisches Eiweiß ist nicht nur reicher an Aminosäuren, der Körper kann diese Aminosäuren auch besser verwerten.

Etwa die Hälfte der zugeführten Aminosäuren wird tatsächlich vom Körper aufgenommen, bei pflanzlicher Ernährung sind es nur knapp 20 %. Tierische Eiweiße gelten als hochwertiger, weil die Aminosäuren-Zusammensetzung eher der des Menschen entspricht. Eiweiß in der Nahrung hat eine lang anhaltend sättigende Wirkung. Daher helfen proteinreiche Mahlzeiten auch beim Abnehmen. Der tägliche Bedarf wird mit etwas unter 1 g pro Kilogramm Körpergewicht kalkuliert. Viele der meist fleischfressenden Männer dürften sich durch diese Informationen in ihrem Essverhalten bestärkt fühlen.

Super verbleit: Fett

Fett erfüllt im Körper sehr viele Funktionen. Es ist Energiespeicher, Wärmeisolator, Schutzpolsterung, Transportmittel für fettlösliche Vitamine, Baustoff für Hormone, Zellwände und die Umhüllung unserer Nervenkabel.

Es gibt drei Hauptarten von Fettsäuren: einfach ungesättigte, mehrfach ungesättigte und gesättigte Fettsäuren. Chemische Details erspare ich Ihnen an dieser Stelle. Halten wir es ganz simpel: Die einfach ungesättigten gelten als die Guten, auch wenn die Studienlage nicht ganz eindeutig ist. Man findet sie in Pflanzenölen wie Olivenöl, Fisch, Meeresfrüchten, Avocados. Mehrfach ungesättigte sind auch eher gut. Sie kommen ebenfalls in Pflanzenölen, Sojabohnen und fettem Fisch wie Lachs, Makrele oder Sardine vor. Erwähnenswert sind hier die Fettsäuren Omega 3 und Omega 6. Erstere gelten als sehr wirksame Schutzstoffe gegen Herzinfarkt und Schlaganfall. Sie kommen ausschließlich aus tierischen Quellen wie fetten Kaltwasserfischen, Wildfleisch oder Bio-Rindern. Ihre pflanzliche Vorläufersubstanz Alpha-Linolensäure findet man aber auch in Walnüssen, Spinat, Mangold sowie Raps- und Leinöl.

Omega-6-Fettsäuren hingegen stammen vorwiegend aus Getreideprodukten oder von Tieren, die mit Getreide gefüttert wurden. Beide können vom Körper nicht selbst hergestellt werden und müssen also mit der Nahrung zugeführt werden. Leider konkurrieren hier die Guten miteinander, da beide über das gleiche Enzymsystem verarbeitet werden. Theoretisch kann es also trotz ausreichender Zufuhr zu einem Mangel an Omega-3-Fettsäuren kommen, da die häufigere Omega-6-Fettsäure die Enzymverarbeitung blockiert.

Gesättigte Fettsäuren, wie sie in rotem Fleisch und Milchprodukten vorkommen, gelten hingegen als die Bösen, weil sie angeblich die Cholesterinwerte steigern. Dies bedarf jedoch einer differenzierteren Betrachtung im folgenden Abschnitt. Abschließend erwähnen muss ich aber noch die Fette der allerübelsten Sorte. Dies sind künstliche Fette – sogenannte Trans-Fettsäuren –, die den gesättigten Fettsäuren ähneln und in industriell gehärteten Pflanzenfetten enthalten sind. Man findet sie in Fertiggerichten, Back- und Süßwaren sowie frittierten Kartoffelprodukten. Ja, genau, in Chips und in Pommes, leider, leider, leider …

Bleizusatz: Cholesterin

Trotz seines sehr schlechten Rufes ist Cholesterin eine extrem wichtige Substanz im Körper. Es wird benötigt für die Stabilität der Zellwände aller Gewebe und es ist Vorläufersubstanz vieler Hormone. Bei der Fettverdauung hilft es durch die Bildung von Gallensäuren.

Überraschenderweise hat weder eine cholesterinarme noch eine cholesterinreiche Ernährung beim Otto Normalverbraucher einen bedeutsamen Einfluss auf den Cholesterinspiegel im Blut. Der Körper produziert sein Cholesterin nämlich selbst! Bei Zufuhr von außen wird die Eigenproduktion heruntergefahren und bei noch mehr Zufuhr wird einfach über den Darm weniger aufgenommen. Leider funktioniert diese Regulation bei 15–20 % der Bevölkerung nicht richtig, und das ist wohl genetisch bedingt. Wir selbst haben recht wenig Einfluss darauf. Das Frühstücksei sei also hiermit rehabilitiert.

Und auch beim Cholesterin müssen wir noch mal das Gute vom Bösen unterscheiden: LDL (low-density lipoprotein) ist gefährlich, da es durch seine geringe Dichte in die Gefäßwände eindringen und dort Fettansammlungen zurücklassen kann, die berühmte und bereits besprochene Arteriosklerose. Der Normwert im Blut richtet sich nach den begleitenden Risikofaktoren. Wer ohnehin ein hohes Risiko durch Zuckerkrankheit oder Gefäßerkrankungen hat, der sollte sich um einen niedrigen LDL-Spiegel unter 100 oder noch besser unter 70 mg/dl bemühen. Das HDL (high-density lipoprotein) hingegen ist gut, weil es Fette wie ein Abschleppdienst aus dem Verkehr zieht, indem es sie aus dem Blutkreislauf zurück zur Leber transportiert. Hier sollte der Blutwert über 40 mg/dl liegen.

TIPP

Streben Sie folgende Blutfettwerte an: LDL unter 70 mg/dl (bei sehr hohem Risiko), unter 100 mg/dl (bei hohem Risiko) und unter 115 mg/dl bei mittlerem bis niedrigem Risiko!

Und den wenigsten Lesern dürfte bekannt sein, dass man auch unter einem Cholesterinmangel leiden kann! Studien zeigten unter anderem häufigere Persönlichkeitsstörungen, vermehrte Depressivität oder eingeschränkte Gedächtnisleistungen. Das Gehirn braucht also dieses Additiv!

Spurwechsel beim Stoffwechsel: Gesunde Ernährung

Auffallend viele junge Single-Männer neigen zu Fehlernährung. Besonders diese möchte ich mit ein paar Grundregeln schon frühzeitig auf die richtige Ernährungsfahrspur leiten, ohne gleich als »Foodamentalist« aufzutreten. Einerseits weil ich mich selbst nur eingeschränkt an die Verkehrsregeln halte, andererseits weil es weder eine Standardkost noch eine Idealmenge für die Kalorienzufuhr gibt.

Es gilt als allgemein anerkannt, dass die sogenannte mediterrane Diät positive Auswirkungen auf die Gesundheit hat. Klar, dort wird mehr selbst gekocht und frisch zubereitet, außerdem mit deutlich mehr Ruhe und Genuss gegessen. Aber auch die Inhaltsstoffe zählen. Dies konnte eine griechische Langzeitstudie – die sogenannte ATTICA-Studie – über mehr als zehn Jahre wissenschaftlich belegen. Und die griechische Insel Kreta wies in der sogenannten »Sieben-Länder-Studie« nicht nur die geringsten Krankheitsraten auf, auch die Lebenserwartung der Menschen war deutlich höher als in Nordeuropa und den USA. Diese Mittelmeer-Diät enthält viel frisches Obst und Gemüse, Salat, Nüsse, Hülsenfrüchte, Fisch und Olivenöl und verzichtet auf zu viel rotes Fleisch und fetthaltige Milchprodukte. So hält sie die Blutgefäße gesund und senkt beispielsweise das Risiko von Zuckerkrankheit, Bluthochdruck und Fettleibigkeit ebenso wie das Risiko, an Osteoporose und bestimmten Krebsarten zu erkranken. Diskutiert werden zudem positive Einflüsse auf entzündliche Krankheiten wie Rheuma oder Multiple Sklerose. Es gibt Hinweise, dass sie vor Alzheimer und Demenz schützen könnte.

TIPP

Orientieren Sie sich an der mediterranen Ernährung! (Olivenöl, Vollkornprodukte, Gemüse, Früchte und Fisch)

Olivenöl ersetzt in der mediterranen Küche andere Fettquellen wie Butter oder Margarine. Es ist reich an einfach-ungesättigten Fettsäuren und entzündungshemmenden Bestandteilen. Olivenöl kann sogar dazu beitragen, den Testosteronspiegel zu erhöhen. Ballaststoffe sind wichtig, weil sie die Darmtätigkeit anregen. Aufgrund ihrer Fähigkeit, freie Gallensäure zu binden, senken sie den Cholesterinspiegel. Als komplexe Kohlenhydrate wirken sie zudem stabilisierend auf den Blutzuckerspiegel. Außerdem senken sie das Darmkrebs-Risiko.

Allgemein geht man davon aus, dass eine Kalorienreduktion den Alterungsprozess verzögern könne. Auch die bekannten, aber etwas ominösen Antioxidantien sind in der mediterranen Kost und insbesondere im Olivenöl reichlich enthalten.

Dazu eine kurze Erklärung: Beim Auto sollen Additive im Öl oder im Kraftstoff neben ihrer reinigenden Wirkung die mechanischen Bauteile vor Verschleiß schützen. Im männlichen Körper haben Antioxidantien eine ähnliche Wirkung als sogenannte Radikalfänger. Sie inaktivieren Sauerstoffradikale, die als »Abgase der Zellatmung« entstehen und die Reparatur- und Entgiftungsfunktion der Zellen überfordern können. Es wird ein Zusammenhang zwischen diesen Sauerstoffradikalen und dem Alterungsprozess sowie der Entstehung einer Reihe von Krankheiten vermutet. Zu bekannten Antioxidantien gehören Zink, Selen sowie die Vitamine C, E und B2. Die Datenlage zur Gabe solcher Antioxidantien als Nahrungsergänzungsmittel ist aber nicht eindeutig genug, um eine klare Empfehlung aussprechen zu können.

Ich fasse also ein paar Tipps und Faustregeln zusammen: Die Ernährung sollte sich grob zusammensetzen aus 50 % Kohlenhydraten, 30 % Proteinen und 20 % Fetten. Um abzunehmen, ist es ziemlich egal, in welcher Zusammensetzung Sie die einzelnen Energieträger zu sich nehmen, da darf auch ruhig Fett dabei sein. Wichtig ist nur, dass der Kalorienverbrauch insgesamt über der -zufuhr liegt. Erhöhen Sie also durch Aktivität Ihren Verbrauch. Ballaststoffe helfen dabei, denn sie sind schwer und voluminös, machen also satt, haben aber eine niedrige Energiedichte.

Beachten Sie folgende Essensregeln: Sehr viel trinken, langsam, aber häufig und regelmäßig in kleinen Portionen essen, länger kauen, aufhören, wenn man satt ist, mehr faserhaltige Ballaststoffe aus Gemüse und Cerealien zu sich nehmen. Essen Sie drei- bis fünfmal täglich frisches Obst und Gemüse in unterschiedlicher Form. Omega-3-Fettsäuren aus Fisch und mehrfach ungesättigte Fettsäuren sind gut, industrielle Trans-Fettsäuren sind schlecht. Meiden Sie generell den regelmäßigen Konsum von Fertigprodukten und zu viel Zucker. Trinken Sie reichlich Wasser, Saft oder Tee, über den Tag verteilt etwa 2 bis 3 Liter. Essen Sie Fleisch und Wurst mit Augenmaß! Ihr Stoffwechselmotor wird es Ihnen danken.

Topf secret: Good Prostate Food

Als Urologe möchte ich Ihnen anhand der Prostata beispielhaft zeigen, welch großen Einfluss wir mit unserer Ernährung auf die Organgesundheit nehmen können. Fettleibigkeit beispielsweise ist als Risikofaktor für Prostatakrebs anerkannt, auch wenn die genauen Zusammenhänge noch nicht geklärt sind. In Japan, wo die Ernährung weniger auf Fleisch und gesättigten Fettsäuren als auf Pflanzen, Ballaststoffen und Fisch basiert, erkranken etwa zehnmal weniger Männer an Prostatakrebs als in den USA. Wandert aber ein Japaner in die USA aus, so hat er nach einiger Zeit das gleiche Risiko wie ein Einheimischer. Neben anderen Umweltfaktoren liegt das vor allem an der Ernährung.

Die überzeugendste Datenlage existiert derzeit für Lycopin (vorwiegend in Tomaten) sowie für Selen. Lycopin ist ein natürliches Carotinoid-Pigment, das für die typische rote Farbe vieler Früchte und Gemüse verantwortlich ist. Forscher kamen zu dem Ergebnis, dass Männer mit einer sehr hohen Lycopin-Zufuhr ein um 20 % niedrigeres Prostatakrebsrisiko hatten. Und auch bei Männern mit bestehendem Prostatakrebs konnte schon nach dreiwöchiger Zufuhr von hochdosiertem Lycopin (30 mg täglich, was etwa 500 g Tomaten entspricht) ein deutlicher Rückgang des Tumormarkers PSA festgestellt werden. Eine mögliche Erklärung: Im Tierversuch wurde durch Lycopin der Testosteronspiegel im Blut gesenkt, was zumindest für die Prostata günstig ist.

Dabei gilt: Je reifer die Tomate und je konzentrierter das Produkt, umso mehr Lycopin ist darin enthalten. Der Unterschied zwischen dem Konsum roher und gekochter Tomaten ist dabei nicht relevant. Die Aufnahme von Lycopin durch den Körper wird durch Erhitzen und Zubereitung mit einer kleinen Menge Fett oder Öl sogar verbessert. Lycopin ist nämlich hitzestabil und fettlöslich. Auch konzentrierte Produkte wie Tomatenmark oder Ketchup enthalten viel Lycopin, was uns Männern natürlich sehr entgegenkommt, Stichwort Fast Food. Und als Info für die Dame: Auch in Wassermelonen, Grapefruits und Hagebutten findet sich Lycopin. Aber stopp, ich vergaß, Sie haben ja gar keine Prostata …

Fat Boy: Übergewicht und Metabolisches Syndrom

Bei der Auswahl von Art und Menge der Nahrungszufuhr haben wir Männer kein hervorragendes Bauchgefühl – dafür häufig nach dem Essen das Gefühl eines hervorragenden Bauches. Zwei Drittel aller deutschen Männer haben nach WHO-Angaben ihr zulässiges Gesamtgewicht überschritten und sind demnach übergewichtig. Die nächste Stufe der Überladung, nämlich die Fettleibigkeit (Adipositas), die ab einem Body-Mass-Index (BMI) von 30 gilt, erreicht jeder vierte deutsche Mann. Besagter Body-Mass-Index wird berechnet, indem man das Körpergewicht (in Kilogramm) durch die Körpergröße (in Metern) zum Quadrat teilt. Der BMI wird demnach in der Maßeinheit kg/m^2 angegeben. Werte über 25 gelten als Übergewicht, Werte über 30 als Adipositas. Alternativ kann man den Bauchumfang knapp oberhalb des Bauchnabels messen. Dies sollte morgens und nüchtern geschehen. Ein erhöhter Bauchumfang, bei Männern von über 94 cm, gilt als wichtiger Risikofaktor für das Auftreten von Krankheiten, wie koronare Herzkrankheit, Schlaganfall und Diabetes mellitus Typ 2. Bei einem Bauchumfang über 102 cm bei Männern besteht ein deutlich erhöhtes Risiko. In der Autosprache ist das ein **s**tark **u**eberdurchschnittliches **V**olumen (SUV). Kurz gesagt: Er ist zu schwer – was oft schwer zu vermitteln ist. Versuchen wir es mit Fakten.

Gesichert ist, dass die Todesrate durch Herz-Kreislauf-Erkrankungen mit dem Body-Mass-Index bei Werten über 25 korreliert. Bei etwa der Hälfte der Betroffenen trägt eine erbliche Veranlagung zur Entstehung der Adipositas bei. Mit dem Alter führt eine Abnahme der Muskelmasse zu einer relativen Zunahme der Fettmenge. Weniger Muskeln brauchen weniger Energie und überschüssige Kalorien werden als Fett abgelagert.

TIPP

Streben Sie einen BMI unter 25 und einen Bauchumfang unter 94 cm an!

Kennen Sie das metabolische Syndrom? Es wird auch tödliches Quartett oder Syndrom X genannt. Es bezeichnet die unglückliche Vierfach-Kombination aus Übergewicht, Bluthochdruck, Fettstoffwechselstörung und Neigung zur Zuckerkrankheit. Oft noch ergänzt durch Nikotinkonsum. Leider verstärken diese einzelnen Krankheitskomponenten sich wiederum gegenseitig. Dadurch wird Abnehmen zu einem echten Fett-Wettkampf. Übergewicht und die daraus resultierenden Folgen sind nach dem Rauchen die zweithäufigste Todesursache! Solche Folgeerkrankungen sind Bluthochdruck, Herzkrankheiten, Darmkrebs, Gallensteine, Luftnot, Schlafapnoe, orthopädische Probleme, Unfruchtbarkeit und Diabetes, womit wir uns wiederum dem nächsten Ernährungsthema nähern …

Sweet Boy: Zuckerkrankheit

Würden Sie freiwillig Zucker in den Tank Ihres Autos kippen? Sicherlich nicht! Beim Essen scheint das anders zu sein. Wenn wir den Körper mit Kohlenhydraten überfordern, versucht der Organismus, den Zucker durch eine erhöhte Insulinausschüttung aus dem Blut in die Zellen zu verfrachten. Wenn aber diese Speicher voll sind, bleibt der Zuckerspiegel im Blut hoch und der Körper schüttet noch mehr Insulin aus. Insulin hemmt als Nebeneffekt die Verbrennung von Fett. Mal wieder ein Teufelskreis, der sich immer weiter aufschaukelt. Und wohin dann mit der Energie? Die Glykogenspeicher sind begrenzt, aber eine Fettspeicherung hingegen ist fast unbegrenzt möglich, denn der Körper hat rund 30 Milliarden Fettzellen, die bis auf das Zehnfache ihres Volumens anschwellen können. Sie verstehen, worauf das hinausläuft?

Etwa 7–8 % aller Erwachsenen in Deutschland leiden an Zuckerkrankheit (Diabetes mellitus), bei den über 70-Jährigen ist es fast jeder Fünfte. Und das ist nicht nur eine harmlose Unregelmäßigkeit im Stoffwechsel. Nein, die Lebenserwartung von Diabetikern liegt 6 bis 7 Jahre unter der von Nicht-Diabetikern. Ursache dafür sind meist Erkrankungen der Blutgefäße an Augen, Nieren, Nerven und Herz. Diabetiker haben beispielsweise drei- bis fünfmal häufiger Herzinfarkte. Etwa 84 % aller Männer mit Diabetes haben einen Bauchumfang von über 95 cm. Der Erwachsenen- oder Typ-2-Diabetes macht dabei 90 % der Fälle aus.

TIPP

Sollten Sie Diabetiker sein, achten Sie auf einen Langzeitwert HbA1c von unter 7 %!

Diabetes äußert sich oft durch starken Harndrang und ständigen Durst. Aber auch Symptome wie Müdigkeit, trockene Haut und häufige Infekte können dafürsprechen. Die Diagnose wird gestellt, wenn der Nüchtern-Blutzuckerspiegel wiederholt über 126 mg/dl oder an einem beliebigen Tageszeitpunkt wiederholt über 200 mg/dl liegt.

Der Langzeitwert HbA1c zeigt als eine Art unmanipulierbarer Fahrtenschreiber den durchschnittlichen Zuckerwert der letzten 8 bis 12 Wochen an. Ein Wert von 7 % entspricht dabei etwa 150 mg/dl. Neben regelmäßiger körperlicher Aktivität und einer gesunden Ernährung (fettarm, ballaststoffreich) helfen spezielle Medikamente, den Blutzucker in den Griff zu bekommen. Manchmal sind aber auch bei Typ-2-Diabetiker Insulin-Injektionen notwendig – als Direkteinspritzung!

Tanken: Trinken

»Man kann die Erkenntnisse der Medizin auf eine knappe Formel bringen: Wasser, mäßig genossen, ist unschädlich.« (Mark Twain) Aber 1,5 bis etwa 2,5 Liter am Tag sollten es schon mindestens sein. So lautet auch die offizielle Empfehlung der Deutschen Gesellschaft für Ernährung (DGE). Als Richtwert gelten 35 ml pro Kilogramm Körpergewicht. In manchen Situationen ist der Bedarf an Flüssigkeit jedoch deutlich höher. Bei heißem Wetter, anstrengender körperlicher Arbeit, Sport, Fieber, Erbrechen und Durchfall verliert der Körper mehr Wasser. Rund 300 ml Wasser kann der Körper durch seine Stoffwechselvorgänge auch selbst herstellen und etwa einen Liter bekommt er täglich über feste Nahrung zugeführt.

Aber bitte nie den Tank ganz leer oder »auf Reserve« fahren. Denn Durst tritt erst bei deutlichem Flüssigkeitsmangel auf. Daher ist es wichtig, kontinuierlich zu trinken, immer wieder in kleinen Mengen, nicht nur frühmorgens und dann erst wieder abends. Nehmen Sie jede Tankstelle mit! Ideal ist Mineralwasser mit einem ausreichenden Gehalt an Kalium und Natrium, weil das dem Körper möglich macht, das Wasser zu binden. Einfaches Leitungswasser geht aber auch. Gemüse- und Obstsäfte liefern wichtige Vitamine und Mineralstoffe, enthalten von Natur aus aber auch viel Zucker und sollten daher etwas verdünnt werden.

Black Bull: Kaffee

Über 80 % der Deutschen zwischen 18 und 64 Jahren trinken täglich mindestens eine Tasse Kaffee. Der Durchschnittskonsum liegt jedoch mit etwa einem halben Liter oder dreieinhalb Tassen am Tag noch deutlich über dieser einen Tasse. Man sagt, ohne Milch und Zucker sei Kaffee am gesündesten. Den meisten ist er pur aber zu bitter. Drei von vier Männern mögen schwarzen Kaffee so gerne wie einen Ölfleck auf ihrem Garagenboden. Und Kaffee kann tatsächlich negative Effekte haben: Er kann Ängstlichkeit, Schlafstörungen, Sodbrennen, Muskelzittern, Konzentrationsstörungen und Durchfälle verursachen.

Da ich aber ein positiver Mensch bin und selbst am Kaffee-Tropf hänge, stelle ich auch hier gerne die positiven Aspekte in den Vordergrund: Die mehr als 2000 Inhaltsstoffe wirken in erster Linie entgiftend. Zahlreiche Antioxidantien (da sind sie wieder!) sorgen dafür, dass gefährliche freie Radikale die Zellen nicht schädigen können. Das schützt angeblich vor Hautalterung, Cellulite und Haarausfall. Koffein verbessert die Aufmerksamkeit, Reaktionszeit, Konzentration, das Gedächtnis und kann sogar durch ein Zusammenziehen der Blutgefäße manche Kopfschmerztypen lindern. Einige Studien deuten darauf hin, dass Koffein in vernünftiger Dosierung auch gut für das Herz sein kann. Und eine Analyse aus dem Jahr 2017 zeigte, dass Kaffee das Risiko für Brust-, Dickdarm- oder Prostatakrebs verringern könnte. Andere Untersuchungen wiesen auf eine verringerte Rate an Parkinson- oder Typ-2-Diabetes-Erkrankungen hin.

Also ähnlich spannende Daten, wie wir sie schon aus dem Abschnitt zu Viagra kennen, nur nicht blau und fest, sondern schwarz und flüssig. Das ist insofern nachvollziehbar, da Koffein und Sildenafil tatsächlich Verwandte sind. Sie gehören nämlich beide zur Stoffgruppe der Phosphodiesterase (PDE)-Hemmer …

Sprit: Alkohol

Alkohol ist mit Abstand die am weitesten verbreitete sozial akzeptierte Droge. Forschungsergebnisse deuten darauf hin, dass ein geringer Alkoholkonsum von 1/8 bis 1/4 Liter Wein oder 1 bis 2 Gläsern Bier von 0,3 Litern pro Tag einen günstigen Effekt auf das Herz-Kreislauf-Risiko haben kann. Diese Menge entspricht 10 bis 25 g reinen Alkohols pro Tag. Dabei erfolgt die Alkoholwirkung offenbar durch eine Erhöhung des

HDL-Cholesterinspiegels und eine verminderte Neigung zur Thrombosebildung – aber auch durch psychische Effekte zum Beispiel auf das Stressempfinden. Mäßiger Alkoholgenuss hat auch einen regulierenden Effekt auf den Insulinspiegel.

Bei der beschriebenen Menge ist sowohl die Gesamtsterblichkeit als auch das Risiko, an einem Herzinfarkt oder Schlaganfall zu sterben, statistisch am niedrigsten. Rotwein enthält den Wirkstoff Resveratrol, über dessen entzündungshemmende und Herzinfarkt-vorbeugende Wirkung die Wissenschaft noch immer erbittert streitet.

Eine neue Studie zeigt, dass Biertrinker, die ein bis zwei Gläser pro Tag trinken, eine höhere Lebenserwartung haben. Verantwortlich dafür sollen die in Bier zu findenden Inhaltsstoffe sein, die Gefäße und Zellen davor schützen, dass sich Fett ablagert. Und, man höre und staune: Kompletter Alkoholverzicht gilt daher laut American College of Cardiology sogar als Risikofaktor für eine koronare Herzerkrankung! Umgekehrt gelten nach einem Richtwert der WHO 30 bis 40 g reinen Alkohols pro Tag als Grenze zu einem schädigenden Konsum. Ein Beispiel, um das besser einordnen zu können: 1 Glas Wein mit 12,5 Vol.-% enthält 20 g reinen Alkohols. Der Grat zwischen Nutzen und Risiko ist also auch hier sehr, sehr schmal. Eine Präzisionsfahrt zwischen der Ideallinie und dem Einschlag in die Streckenbegrenzung …

TIPP

Erlernen Sie einen virtuosen Umgang mit Spirituosen: max. 20 bis 30 g Alkohol pro Tag an höchstens 5 Tagen pro Woche.

FUN FACTS: ESSEN UND TRINKEN

- Eine Studie aus Australien, USA und Großbritannien zeigte, dass Männer sich beim Essen eher für fleischbasierte Gerichte entschieden, wenn sie auf der Suche nach einem Paarungspartner waren. Steigert rotes Fleisch also die sexuelle Lust bei Männern?
- Männer mit Kinderwunsch profitieren von einer Omega-3-Fettsäure-reichen Kost. Eine amerikanische Studie konnte nachweisen, dass mit steigendem Fischkonsum (mehr als 2,4 Portionen pro Woche) die Spermaqualität positiv beeinflusst wird.
- Zuckerwasser hat im Tierversuch bei Ratten durch im Gehirn hergestellte Opiate eine ähnliche Wirkung wie Heroin. Es traten nach Ende der Zufuhr sogar Entzugserscheinungen auf. Fällt es uns daher also so schwer, auf Süßigkeiten zu verzichten?
- Amerikanische Forscher haben herausgefunden, dass Menschen, die frühstücken, ein um die Hälfte geringeres Herzinfarktrisiko haben als Menschen, die auf das Frühstück verzichten. Der Grund ist eine regelmäßigere und effizientere Beanspruchung des Stoffwechsels.
- Oh!livenöl: Forscher der erwähnten ATTICA-Arbeitsgruppe fanden bei einer Untersuchung an 660 Männern mit einem durchschnittlichen Alter von 67 Jahren heraus, dass durch Olivenöl in einer wöchentlichen Dosis von etwa 9 Esslöffeln die sexuelle Leistungsfähigkeit deutlich verbessert und das Impotenzrisiko im Alter um bis zu 40 % reduziert werden kann.
- Patienten, die urologische Beschwerden haben, können sich in Tschechien sogar Bier vom Arzt verschreiben lassen. Biertrinker leiden seltener unter Nierensteinen.
- Männer trinken etwa das Siebenfache an Bier im Vergleich zu Frauen.

Fragebogen Ernährung

Größe/Gewicht

	Punkte
Ich bin übergewichtig (BMI über 25 oder Bauchumfang über 94 cm)	1

Welche Krankheiten haben Sie?

	Punkte
Ich habe Diabetes	1
Bluthochdruck und/oder hohes Cholesterin	1
Erhöhte Harnsäure, Gicht	1

Frühstücken Sie?

	Punkte
Ja	0
Nein/Selten	1

Wie viele Portionen Obst und Gemüse essen Sie pro Tag?

	Punkte
4–5 oder mehr	0
3 Portionen oder weniger	1

Wie sieht Ihr Mittagessen aus?

	Punkte
Warme Mahlzeit, selbstgekocht (3-Komponenten-Menü, Beilage, Fleisch, Gemüse)	0
Meistens kalte Mahlzeit (alle 3 Komponenten)	0
3-Komponenten-Menü auswärts	0
Ich lasse oft mein Mittagessen aus	1
Ich esse bewusst nur wenig zu Mittag	1
Ich esse nicht regelmäßig zu Mittag	1
Ich esse i.d.R. nur ein Sandwich zu Mittag	1

Ich esse i.d.R. eine kalte Mahlzeit zu Mittag	1	
Ich nehme selber etwas mit, auch Gemüse und Salat	0	
Ich nehme selber etwas mit, Gemüse und Salat fehlt jedoch oft	1	

Haben Sie oft Essattacken?

Ja	1	

Snacken Sie oft zwischendurch?
(Obst, Schokolade, Kekse, Joghurt, Nüsse, etc.)

Ja	1	

Was und wie viel trinken Sie?

Hauptsächlich Wasser/Mineral	0	
Bis 0,5 l Süßgetränke/Tag	0	
Mehr als 0,5 l Süßgetränke/Tag	1	
Bis 3 Tassen Kaffee/Tag	0	
Mehr als 4 Tassen Kaffee/Tag	1	
Ich trinke mehr als 1,5–2 Liter/Tag	0	
Ich trinke weniger als 1 Liter/Tag	1	

Wie oft trinken Sie alkoholische Getränke?

Nie oder selten (ca. 1 Mal pro Woche 1–2 Glas)	0	
Ca. 2–3 Mal pro Woche 1–2 Glas oder mehr	1	
Täglich 1–2 Glas	1	
Nur am Wochenende, dann aber viel	1	

Zwischensumme	

Wie sieht Ihr Abendessen aus?

Meistens eine warme Mahlzeit (3-Komponenten-Menü, Beilage, Fleisch, Gemüse)	0
Meistens Brot mit Käse oder Wurst	1
Oft nur Salat mit Fleisch (o. a. Eiweißquelle)	1
Kalte Mahlzeit mit Salat, Brot und Käse, etc.	0
Meistens auswärts (3-Komponenten-Menü, Beilage, Fleisch, Gemüse)	0
Meistens zu Hause	0

Nach dem Abendessen ...

Hole ich mir meistens noch mal etwas zu essen	1
Esse ich in der Regel nichts mehr	0
Gehe ich manchmal mit Hunger ins Bett	1

Mein Essverhalten

Ich esse eher schnell	1
Ich esse langsam und nehme mir Zeit	0
Ich esse oft vor dem Fernseher	1
Ich esse wenn möglich mit meiner Familie	0
Ich esse alleine (lebe alleine) in der Küche	0
Ich esse alleine (habe Familie)	1
Ich esse aus Frust	1
Ich esse aus Langeweile	1
Ich esse, um mich zu beruhigen	1
Ich esse, um mich zu trösten	1

Wie oft essen Sie Süßigkeiten?

Selten oder nur 1 Mal pro Tag, kleine Portion	0	
Mehrmals pro Tag oder große Portion	1	

Welches Öl/Fett verwenden Sie zum Anbraten?

Olivenöl	0	
Rapsöl	1	
Sonnenblumenöl oder andere pflanzliche Öle	1	
Butter oder Bratbutter	0	
Pflanzencreme	0	
Schweineschmalz	1	

Welche Öle benutzen Sie für Salatsoße?

Olivenöl	0	
Rapsöl	0	
Sonnenblumenöl oder Distelöl o. a. pflanzl. Öle	1	
Walnussöl	0	
Leinöl	0	
Fertige Salatsauce	1	

Summe der Punkte
(bitte auch auf S. 249 übertragen!)

Auswertung

0–3 Punkte:	Ihre Ernährung ist sehr ausgewogen.
4–5 Punkte:	Ihre Ernährung ist nicht ideal.
6 und mehr Punkte:	Sie haben ein erhöhtes Risiko für Zivilisationskrankheiten.

Quelle: Sabrina Dobrautz, Berrywell-Praxis für Ernährungsberatung und Prävention, CH-Romanshorn-Roggwil-Kreuzlingen; dobrautz@medfit.ch

Checkliste

FINDRISK: Testen Sie Ihr Diabetes-Risiko

1. Wie alt sind Sie?

	Punkte
Unter 35 Jahren	0
35–44 Jahre	1
45–54 Jahre	2
55–64 Jahre	3
Älter als 64 Jahre	4

2. Wurde bei mindestens einem Mitglied Ihrer Verwandtschaft Diabetes diagnostiziert?

	Punkte
Nein	0
Ja, in der entfernten Verwandtschaft bei leiblichen Großeltern, Tanten, Onkeln, Cousinen oder Cousins	3
Ja, in der nahen Verwandtschaft bei leiblichen Eltern, Kindern, Geschwistern	5

3. Welchen Taillen-Umfang messen Sie auf Höhe des Bauchnabels (Werte für Männer)?

	Punkte
Unter 94 cm	0
94–102 cm	3
Über 102 cm	4

4. Haben Sie täglich mindestens 30 Minuten körperliche Bewegung?

	Punkte
Ja	0
Nein	2

5. Wie oft essen Sie Obst, Gemüse oder dunkles Brot (Roggen- oder Vollkornbrot)?

	Punkte
Jeden Tag	0
Nicht jeden Tag	1

6. Wurden Ihnen schon einmal Medikamente gegen Bluthochdruck verordnet?

Nein	0
Ja	2

7. Wurden bei ärztlichen Untersuchungen schon einmal zu hohe Blutzuckerwerte festgestellt?

Nein	0
Ja	5

8. Wie ist bei Ihnen das Verhältnis von Körpergröße zu Körpergewicht (Body-Mass-Index)?

Unter 25	0
25–30	1
Über 30	3

Summe der Punkte
(bitte auch auf S. 249 übertragen!)

Auswertung

Unter 7 Punkte	Sie sind (derzeit) kaum gefährdet.
7–11 Punkte	Achten Sie auf ausgewogene Ernährung und mehr Bewegung.
12–14 Punkte	Vorsorgemaßnahmen keinesfalls auf die lange Bank schieben. Ausgewogene Ernährung und ausreichend Bewegung sind sehr wichtig. Holen Sie sich Experten-Rat.
15–20 Punkte	Ihre Gefährdung ist erheblich, deren Missachtung könnte schlimme Folgen haben. Gehen Sie zu Ihrem Hausarzt zum »Check-up ab 35 plus«.
Über 20 Punkte	Es ist möglich, dass Sie bereits an Diabetes erkrankt sind. Vereinbaren Sie umgehend einen Arzttermin.

Quelle: FINDRISK-Evaluation 2007; Prof. Dr. Peter E. H. Schwarz, Universitätsklinikum Carl Gustav Carus der TU Dresden – Copyright Deutsche Diabetes Stiftung

OLDTIMER
Alterung

Abnutzung ab Nutzung

Die Alterung beginnt streng genommen schon, bevor wir geboren werden. Bereits im Embryo finden Vorgänge statt, bei denen bestimmte Körperzellen zerstört werden. Und schon nach Erreichen der körperlichen Maximalfunktion ab dem 20. Lebensjahr setzt ein gewisser Verschleiß ein. Ein erwachsener Körper entledigt sich jeden Tag rund zehn Milliarden verbrauchter oder beschädigter Zellen. Wenn jemand also zu Ihnen sagt: »Du bist nicht mehr der Gleiche wie früher«, so hat er damit vollkommen recht.

Zellen sind Verschleißteile. Mit Ausnahme einiger Gewebe wie Herz- und bestimmten Hirnzellen, die nicht erneuert werden, und den Zellen des Skeletts, die rund zwölf Jahre leben, ist nach rund vier Jahren der gesamte Zellbestand eines Menschen einmal komplett ersetzt, Öl- und Reifenwechsel inklusive. Alterung ist also ein lebensbegleitender Prozess, der von der Medizin zwar immer besser verstanden, von den Menschen aber immer weniger akzeptiert wird. Vergleicht man die Organfunktionen eines 80-Jährigen mit einem durchschnittlichen 30-Jährigen, so sind die meisten Organleistungen um ein Drittel bis zur Hälfte zurückgegangen.

Ab dem 40. Lebensjahr reduzieren die meisten Organe ihre Leistungsfähigkeit alle zehn Jahre um ca. 10 %. Mit dem Alter stellt der Körper von Fett- mehr auf Kohlenhydratverbrennung um, der Kalorienverbrauch insgesamt wird geringer, der Testosteronspiegel sinkt, das Immunsystem wird anfälliger, die Muskelmasse nimmt ab, Sehkraft und Hörvermögen schwinden, es kommt zum Verlust an Elastizität der Bindegewebe in der Lunge und den Blutgefäßen. Zusammengefasst wird der Verfall durch die fünf »I«: Intellektueller Abbau, Immobilität, Instabilität, Inkontinenz, Infektanfälligkeit. Männer sterben häufiger und früher als Frauen, bedingt durch ein anderes Risikoverhalten im jugendlichen Alter sowie mehr Herz-Kreislauf- und Krebstote im höheren Lebensalter.

Die Forschung geht davon aus, dass unsere genetische Veranlagung nur zu 20–30 % darüber bestimmt, wie schnell wir altern. Die übrigen 70–80 % gehen auf das Konto der Umwelt, der Lebensgestaltung und der Ernährung. Sie haben es also selbst in der Hand! Es wird geschätzt, dass 5 % aller Krebsneuerkrankungen auf potenziell vermeidbare Infektionen und Umweltfaktoren zurückzuführen sind. Bei den Infektionen tragen das Magen-Bakterium Helicobacter pylori und die humanen Papillomviren (HPV) am meisten zu diesen Krebsfällen bei. Bei den Umwelteinflüssen haben Radon in Innenräumen, die Feinstaubbelastung, eine Solariennutzung sowie Passivrauchen den größten Anteil.

Aber selbst bei Ausschaltung aller Risikofaktoren, dem gesündestmöglichen Lebensstil und der ausgeklügeltsten Rennstrategie wird für den Menschen rein biologisch ein maximales Lebensalter von 120 Jahren angenommen. Der Fortschritt in der Medizin verlängert also nicht die Lebenserwartung insgesamt, sondern erlaubt uns nur, mehr von dieser maximal möglichen Zeitspanne zu erleben. Aber, so meine Meinung, frei nach Georg Christoph Lichtenberg (1742–1799): »Die Medizin sollte dem Leben nicht nur Jahre geben, sondern diese Jahre auch mit Leben füllen …« Gönnen Sie sich also trotz aller Vernunft die eine oder andere schnelle Rennrunde! Denn auch ein Oldtimer will mal so richtig ausgefahren werden. In diesem Sinne: Weiterhin gute Fahrt!

Checkliste

Test Biologisches Alter

Wie alt sind Sie laut Personalausweis? _____ Jahre

Hatten Vater, Mutter oder Geschwister schon vor dem 55. Geburtstag einen Herzinfarkt oder Schlaganfall?

Ja **= +4**

Nein **= 0**

Im Vergleich zu Gleichaltrigen fühlen Sie sich

Jünger **= –2**

Vergleichbar **= 0**

Älter **= +2**

Wie ist Ihr Body-Mass-Index BMI?

Unter 25 **= 0**

25 bis 30 **= +1**

Über 30 **= +3**

Wie ist Ihr Bauchumfang?

Unter 94 cm **= –1**

94 bis 102 cm **= +1**

Über 102 cm **= +3**

Wie hoch ist Ihr LDL-Cholesterin?

Über 190 mg/dl **= +8**

160 bis 190 mg/dl **= +6**

130 bis 159 mg/dl **= +4**

Unter 130 mg/dl **= 0**

Nicht bekannt **= +4**

Behandelt **= +2**

Wie hoch ist Ihr HDL-Cholesterin?

Über 60 mg/dl **= −4**

50-60 mg/dl **= −2**

40-49 mg/dl **= 0**

Unter 40 mg/dl **= +4**

Nicht bekannt **= +2**

Wie hoch ist Ihr Blutdruck?

Über 160 mmHg **= +6**

140 bis 160 mmHg **= +4**

120 bis 139 mmHg **= +2**

Unter 120 mmHg **= 0**

Nicht bekannt **= +4**

Behandelt **= +2**

Besteht bei Ihnen die Diagnose Diabetes?

Ja **= +6**

Nein **= 0**

Nicht bekannt **= +2**

Haben Sie Erektionsstörungen?

Ja **= +4**

Nein **= 0**

Hatten Sie jemals einen Herzinfarkt oder Schlaganfall?

Ja **= +12**

Nein **= 0**

Zwischensumme

Rauchen Sie oder haben Sie jemals geraucht?

Nie = **0**

Früher, weniger als 10 Jahre = **+2**

Früher, mehr als 10 Jahre = **+4**

Aktuell bis zu eine Schachtel am Tag = **+6**

Aktuell, mehr als eine Schachtel am Tag = **+8**

Wie viel Alkohol trinken Sie täglich?

Keinen = **0**

1 Glas Wein (0,25 l) oder 1 Bier (0,3 l) = **−2**

2 Gläser oder mehr = **+2**

Arbeiten Sie unter Zeitdruck und Stress?

Gelegentlich = **0**

Häufig = **+1**

Fast immer = **+3**

An wie vielen Tagen pro Woche bewegen Sie sich 30 Minuten (Spazierengehen etc.)?

An keinem = **+4**

An 1 bis 2 Tagen = **+2**

An 3 bis 4 Tagen = **0**

An 5 bis 7 Tagen = **−3**

An wie vielen Tagen pro Woche treiben Sie Sport (Laufen etc.)?

An keinem = **+2**

An 1 Tag = **0**

An 2 bis 3 Tagen = **−3**

An mehr als 3 Tagen = **−5**

An wie vielen Tagen pro Woche essen Sie eher deftige Speisen/Fast Food/Kuchen/Fertiggerichte?

Mehrmals = **+2**

Einmal = **+1**

Weniger als einmal = **0**

Nie = **–1**

An wie vielen Tagen pro Woche essen Sie Gemüse oder Obst?

Einmal = **+3**

Jeden zweiten Tag = **+1**

Täglich = **–2**

Mehrmals täglich = **–4**

An wie vielen Tagen pro Woche essen Sie Fisch?

Selten bis nie = **+2**

An 1 Tag = **0**

An 2 bis 3 Tagen = **–1**

An 4 oder mehr Tagen = **–2**

Summe der Punkte
(bitte auch auf S. 249 übertragen!)

Auswertung

Null Punkte: Ihr biologisches Alter entspricht Ihrem kalendarischen Alter.
Sie haben Minuspunkte gesammelt: Sie sind entsprechend jünger.
Ihr Ergebnis liegt über Null: Ihr Körper ist leider älter als auf dem Papier.

Test der Signalanlage: Sehtest

Lesen Sie diesen Text aus einer Entfernung von ca. 40 cm und notieren Sie am Rand, wie weit Sie kommen. Sollten Sie es nicht über Zeile 8 hinaus schaffen, rufen Sie bitte die Sehnotrettung an!

Die Elastizität der Augenlinse nimmt im Laufe des Lebens ab. Das kann schon ab dem 40. Lebensjahr spürbar werden, wenn sich die Altersweitsichtigkeit bemerkbar macht. Dann kann die Linse ihre Brechkraft nicht mehr genügend erhöhen und eine scharfe Abbildung naher Gegenstände auf der Netzhaut ist nicht mehr möglich. Das Lesen der Straßenkarte beim Autofahren ist ja heutzutage dank moderner Navigationssysteme meist nicht mehr notwendig. Aber auch das Lesen des Busfahrplans oder Ihres Fahrtenbuches in normaler Leseentfernung wird immer mühsamer. Seien Sie aber unbesorgt, denn Altersweitsichtigkeit ist ein völlig natürlicher Prozess, dem alle Menschen unterliegen. Achten Sie also darauf, wenn die Augen im Nahbereich schnell ermüden oder beim Lesen Kopfschmerzen auftreten oder die Arme immer »länger werden«. Eine Lesebrille schafft Abhilfe. Wenn Sie jedoch diese letzte Zeile nicht mehr lesen können: kein Problem, das ist wirklich zu klein …

ANHANG

Das Checkheft: Ihr Vorsorgeplan

Bis zu 14 Jahren:

- Kinderarzt: U- und J-Untersuchungen; Standard- und Auffrischungsimpfungen

9–35 Jahre:

- Urologe oder Kinderarzt: HPV-Impfung bei Jungs zwischen 9 und 17 Jahren,
- Test auf sexuell übertragbare Krankheiten (bei risikoreichem Sexualverhalten)
- Selbsttest: Hodenkrebs (monatlich Hoden selbst abtasten)
- Hausarzt: Impfpass mitnehmen und Impfstatus überprüfen

18–35 Jahre:

- Einmaliger Anspruch auf einen Check-up

Ab 35 Jahren:

- Hausarzt: alle drei Jahre Gesundheits-Check-up ab 35 (Herz-Kreislauf, Diabetes und Nieren, Urinkontrolle und erweiterte Blutuntersuchung mit Fettwerten)
- Impfstatus überprüfen
- Dermatologe: alle zwei Jahre Hautkrebs-Früherkennung

Ab 45 Jahren:

- Urologe: jedes Jahr Prostatakrebs-Früherkennung (bei familiärer Vorbelastung ab 40 Jahren), äußere Geschlechtsorgane und Lymphknoten
- Hausarzt: Impfstatus überprüfen

Ab 50 Jahren:

- Beratung beim Arzt über die Inhalte des Darmkrebs-Früherkennungsprogramms
- Hausarzt: wahlweise jährlicher Test auf verstecktes Blut im Stuhl oder
- Gastroenterologe: zwei Darmspiegelungen im Abstand von zehn Jahren

Ab 55 Jahren:

- Hausarzt: alle zwei Jahre Test auf okkultes Blut im Stuhl
- Hausarzt: Impfstatus überprüfen

Ab 60 Jahren:

- Hausarzt: Influenza- und Pneumokokken-Impfung

Ab 65 Jahren:

- Einmalig Ultraschalluntersuchung zur Früherkennung einer Erweiterung der Bauchschlagader

Abschluss-Check: Auswertung der Fragebögen

	Ihr Score	Zielwert	Bestanden? Ja	Nein
Hormone				
AMS-Fragebogen		< 27		
Das Genitalsystem				
IPSS-Fragebogen		< 8		
Gehirn und Psyche				
Hamilton-Depressions-Skala		< 4		
Das Herz-Kreislauf-System				
Fragebogen zu chronischen Venenkrankheiten		< 4		
Das Atmungssystem				
CAT-Score		< 11		
Fragebogen Schlafapnoe		< 15		
Der Verdauungstrakt				
NBD-Score		< 7		
Der Harntrakt				
SCORED-Fragebogen		< 4		
Haut und Haare				
DLQI-Fragebogen		< 6		
Sex				
IIEF-Fragebogen		> 21		
Bewegungsapparat				
Fragebogen Arthroserisiko		< 4		
Ernährung				
Fragebogen Ernährung		< 4		
FINDRISK Diabetes		< 7		
Alterung				
Bestimmung des biologischen Alters		≤ 0		
Sehtest zur Altersweitsichtigkeit		> 8		

Ehrenrunde: Bonus-Rätsel

Wie viele Automarken und -modelle entdecken Sie in folgendem Text?

Martin und KIA kochen!

»Guten Morgan!«, sagt Martin. »Auch Morgan!«, grüßt KIA zurück. »Du, ich war einkaufen und habe den Saxo volvon leckeren Sachen. Wir können alles kochen, was du möchtest.« – »Astrain!«, bedankt sich Martin. »Wie wäre es mit italienisch? Zum Beispiel Bugatti carbonara oder Lamborghini diablo?«, schlägt er vor. »Ne, beetle keine Nudeln! Dann lieber 'ne Pizza Quattro Bertone oder eine mit frischen Mercedes-Früchten.« – »Brava, was aus dem Meer fänd ich A-Klasse, Hummer vielleicht?« – »Ne, ich mache uns einen Lupo de meriva oder eine Forelle Maybach im Speck-Manta mit subishi Citroën, okay?«, sagt KIA. Martin holt den Fisch aus der Einkaufstasche. »Sedan, Sedan. Daihatsu ja ein richtiges Lexus-Exemplar gekauft, hoffentlich passat der in den Ofen! Und seat so frisch aus, der suzukiet ja fast noch!« – »Vivaro, aber geh mal bitte ford, ich gebe dir einen Tipo, duster fiat ja sonst zu nix«, belehrt KIA ihn. »Das Alfa und Omega ist nämlich, dass der Fisch frisch bleibt. Ich honda einen Bora, mit dem ich kleine Löcher mache, mit Cayenne-Pfeffer fülle und dann mit Tesla-Film wieder verschließe.« – »Das kann ich doch machen, jeep mir den Fisch mal rover!« – »Gerne, unser neuer Spitzenkoch hat seine Chevrolet ja schon gut angenommen«, scherzt KIA. »Wird der ganze Fisch so behandelt?«, fragt Martin. »Ja, avensis nicht glauben. Macan das überall machen, daewoo keine Gräten sind, du kleiner Toyota!« – »Mmmh, das muss ich fotogrA4en, das ceed megane lecker aus, auf den Punto gegart! Und gleich können wir das Menü auch schon saphyren«, freut sich Martin. – »Du bist so smart! Verso gut kochen kann, mit dem macht das richtig Espace, ungelogan!« – »Danke für das Kompliment, ein kleiner innerer Triumph.« Martin guckt auf den riesigen Fisch vor sich: »Und den soll ich ganz essen?« – »Ja, Aston, Martin!« – »Audi Flossen?« – »Yamaha nicht, und wisch dir mal mit der Corvette den Blazer und den Mondeo up! Du hast gesaabert. Und wenn du satt bist, GT kochen!« – »Mach ich«, gehorcht Martin, »dann bring ich uns gleich noch ein Ferrari Rocher mit. Aber ich hab vergessen, wo die sind, ich glaube langsam, ich habe IQ 7. Nissan die da, wo man sie sucht.« KIA lehnt sich genüsslich zurück: »Ich schwöre, subaru mir GoTT helfe, das war das beste Essen seit Langem. I really loved it.« – »Mito, KIA, Mito!«

Ihre Lösung können Sie schicken an:

maennercheck@doc-pies.de *

Unter den richtigen Einsendungen verlose ich jedes Jahr zum Weltmännertag am 19. November fünf Exemplare meines Buches »Was passiert beim Urologen?«, Herbig, 2017.

Viel Glück!

* Bitte beachten Sie die Hinweise zum Datenschutz: https://www.doc-pies.de/ds-maennercheck, und zu den Teilnahmebedingungen: https://www.doc-pies.de/Teilnahmebedingungen-maennercheck

PS: Ich danke Euch!

So wie ein Auto kommt auch ein Autor nur mit Pferdestärken gut voran. Ich hatte dabei das große Glück, dass viele hervorragende Zugpferde ihre Stärken auf die Straße gebracht haben. Mein besonderer Dank gilt der liebevollen und zuverlässigen Rennleitung durch Frau Nicole Janke vom Herbig-Racing-Team, Frau Christine Gerstacker für die Safety-Car-Phase im entscheidenden Renndrittel und die Anfeuerung auf der Zielgeraden. Ich danke den Co-Piloten und Testfahrern Gudrun Glock, Dr. Michael Rapp, Markus Bertrams und Holger Schaeben für ihre Hilfe bei Tuning und Konfiguration und die Unterstützung bei mehreren »Überholvorgängen«. Ein weiterer Dank gilt den spezialisierten Mechatronikern für die Warnungen an kritischen Stellen und in engen Kurven, als da wären Dr. Sigrid Kovács (Haut), Dr. Franziska Pourhassan (Psychiatrie), Dr. Siamak Pourhassan (Gefäße), Dr. Marcus Kleffner (Bewegungsapparat), Frank Drouven (Innere Medizin), Thomas Quirmbach (Hormone, Harn- und Genitaltrakt), Dr. Hans-Wilhelm Jennes (Gehirn und Nerven) und Dr. Mario Vogts (Lunge). Erwähnen muss ich unbedingt auch den Ersatzfahrer Dr. Siegbert Ratz, der in den Zeiten meiner Abwesenheit den Praxisboliden sicher durch alle Schikanen manövriert hat. Der größte Dank gehört aber meinem heimischen Rennstall unter der Leitung von Anja Pies für ein immer wohldosiertes Team-Radio, das Rückenfreihalten während meiner Zeiten an der Werkbank und ein exzellentes Timing der Boxenstopps, sowie meinen Eltern, die dem Piloten jeglichen Fahrstil erlaubt haben. Abschließend darf ich Ihnen noch versichern, dass ich Sie mit einer »Eskalation der Leseaktion« im Rahmen einer überarbeiteten Neuauflage so lange verschonen werde, bis der Verbrennungsmotor komplett von alternativen Antriebstechniken abgelöst sein wird. Dann aber muss ich wieder ran …